손바닥 마사지로
눈의 이상을 말끔하게 개선

안압 리셋

眼壓 RESET

시미즈 롯칸 지음

이진원 옮김

청홍

여러분의 눈은 안녕한가?

신형 코로나바이러스감염증-19(COVID-19)의 유행을 계기로 우리의 '삶'은 크게 변화했다.

'스테이홈(stay home)'이 요구된 2020년 봄부터 재택근무 또는 온라인을 통한 이벤트가 급증함에 따라 동영상 시청 시간이나 스마트폰 이용 시간도 빠르게 증가했다. '코로나 비만'을 비롯해 많은 사람이 신체적 변화를 겪고 있는 것도 사실이다.

여러분은 신체 중에 어느 부위에서 피곤함을 가장 많이 느끼는가?

한 조사에 따르면 1위가 '눈'이라고 한다.

'눈의 피로는 자고 나면 나아진다'라고 가볍게 생각

하는 사람이 있을 것이다.

확실히 일시적인 눈의 피로라면 수면으로 해소되기도 한다.

그러나 눈의 피로가 쌓여 만성적인 상태에 이르면 시력 저하나 통증은 물론이고 두통과 어깨결림, 신체 변형 등 몸 전체에 악영향을 미칠 수 있다.

그중에서도 조심해야 할 증상이 **'근시'로 인한 시력 저하**다.

근시가 진행되면 실명으로 이어지는 질병에 걸리기 쉽기 때문이다.

'심한 근시'를 가진 사람이 그렇지 않은 사람에 비해 눈의 질병 위험이 높다.

예컨대 **녹내장은 3.3배, 망막박리는 21.5배, 근시성 황반변성은 40.6배**나 발병률이 높다.

동양인의 실명 원인 1위는 녹내장

여기서 녹내장에 대해 좀더 자세히 설명하겠다.

녹내장은 한마디로 말해 시신경 이상으로 '시야 결손이 나타나는 질병'이다. 동양에서는 '실명 원인의 1위'로 잘 알려져 있다.

녹내장 환자는 40대에서 증가하기 시작하는데, 한 데이터에 따르면 40세 이상은 20명에 1명, 70세 이상은 10명에 1명이라 한다. 시니어 세대의 국민병이라 할 수 있다.

근시의 진행과 더불어 **안구 속 압력에 의한 시신경 손상**을 발병의 이유로 보고 있다.

다시 말해, 동양인에게 **근시와 녹내장은 2대 숙적**이라 할 수 있다.

안압은 누구나 접근할 수 있다

나의 전문은 골격교정이기 때문에 사실 '눈에 관한 책'을 출판할 계획은 전혀 없었다.

그렇다면 그런 사람이 왜 이러한 눈 문제에 관해 이야기하고 있을까?

그 이유는 명백하다.

지금까지 환자에게 나타난 변화가 매우 놀라웠기 때문이다. 단지 그뿐이다.

나의 교정원에서 얼굴과 머리의 골격교정을 받은 직후에 많은 사람이 '평소보다 눈이 잘 보인다'라고 입을 모아 말하는 것이 아닌가.

그래서 시력검사표 측정을 해 보았더니 시술 후에 시력이 **평균 0.2 이상이나 향상**되었다. 그리고 한 환자는 '녹내장 수술을 받을 예정이었지만, 그럴 필요가 없는 수준까지 개선되었다'라는 소식을 전해주었다.

그것이 입소문을 타고 전해지면서 모 주간지에 실리기도 했다. 그리고 그 내용이 전국에서 큰 반향을 불러왔다.

이를 계기로 어쩌면 내가 약 40여 년에 걸쳐 축적해 온 방법을 직접 만나지 못하는 사람에게도 전할 수 있을지 모른다. 눈의 컨디션 저하로 고민하는 많은 사람에게 기쁜 소식이 될 수도 있다고 생각했다.

그리하여 나만의 독자적인 방법을 이 한 권에 모두 수록하였다. 그리고 각 분야의 전문의를 거듭 취재하며 이론적인 조언을 구하기도 했다.

그런데 도대체 골격교정을 하면 어떤 이유로 눈이 좋아지는 걸까?

그 답은 안구 내부의 압력, **'안압'**에 있다.

나는 얼굴 마사지를 할 때 눈이 움푹 들어간 눈확(안와)도 충분히 눌러서 펴준다.

원래 눈확은 노화나 나쁜 자세 등으로 인해 위에서

눌려 주저앉기 마련이다. 그 때문에 눈 주위가 푹 꺼지고 혈액 순환이 악화되어 다크서클과 주름이 늘고 결국 늙어 보이게 된다.

처음에는 아름다움을 위한 '미용' 목적으로 눈확을 펴주었지만, 그것이 안압을 적절히 조절해 준다는 사실을 나중에 알게 되었다. '눈확을 펴준다'고 하면 큰 시술로 생각할 수 있는데 안심해도 좋다. 눈을 직접 만지는 관리는 전혀 하지 않는다. 또한 원래 나의 시술은 휴식도 하나의 목적이므로 편안함이 동반된다. 누구나 쉽게 익힐 수 있을 것이다.

프로라서 알고 있는 최고의 치유 수단 '손'

시력이 떨어지면 안경이나 콘택트렌즈를 이용해 바로 교정할 수 있고 녹내장 진단을 받아도 약물이나 수술을 통해 치료할 수 있다.

그러나 본디 자신의 힘으로 병을 치유하는 것이 이

상적이지 않을까? '약손'이라는 말이 있듯이 예로부터 손에는 치유의 힘이 있다고 생각했다.

"어떻게든 혼자 힘으로 치료하고 싶어 여러 방법을 시도해 보았지만, 잘 안됐어요."

이런 사람이야말로 이 책에서 소개하는 **'안압 리셋'** **셀프케어**에 도전해 보길 바란다.

또한 이 책의 디자인에는 여러 방법을 강구했다. 책을 너무 가까이하지 않아도 읽을 수 있도록 디자인 전문가와 협의를 반복하여 레이아웃과 색감 패턴을 여러 개 만들었다. 인쇄 종이도 몇 가지 종류를 시험한 끝에 지금에 이르게 되었다.

자세한 내용은 생략하겠지만, 사진과 일러스트 역시 얼마나 '눈을 편안하게' 할 수 있는지 많은 고안을 했다.

작은 글자를 읽는 것은 가뜩이나 눈에 큰 부담을 주기 때문에 읽기 어려운 단어나 한자는 괄호를 이용해

읽는 방법을 첨부했다. 이와 같은 이유에서 'cm' 등의
단위도 '센티미터'로 바꾸어 표기했다.

　모두 **'눈의 부담을 조금이라도 덜 수 있기'** 바라는 마
음에서였다.
　마음의 여유를 가지고 느긋하게 읽어나가도록 하자.

시미즈 롯칸

여배우
쿠마가이 마미의
추천 메시지

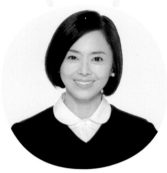

쿠마가이 마미
1960년 3월 10일, 도쿄도 출생.
1979년 NHK 아침 드라마 〈마리코 누나〉의 주인공으로 발탁되어 엘란도르상 수상.
2016년 〈만자나, 우리 마을〉로 기노쿠니야 연극상·요미우리 연극 대상 수상.

여배우인 저는 카메라 앞에 서기도 하고, 어떤 때는 무대에서 관객들 앞에 서기도 합니다.

그런데 평소에는 일할 때와는 달리 안경을 손에서 놓지 못합니다. 어쩌면 여러분이 사용하는 안경보다 렌즈가 조금 더 두꺼울지 모르겠습니다.

왜냐하면 사실 저는 어려서부터 눈이 많이 안 좋았습니다. **유소년 시절부터 시력은 줄곧 '0.01' 정도였는데,** 관계자도 잘 모르는 사실입니다. 이 때문에 오랫동안 눈에 대한 콤플렉스를 안고 살았습니다.

최근에는 꽤 도수가 높은 원근 양용 콘택트렌즈(도수 5.0~5.5)를 사용하고 있습니다. 그나마 이따금 가까운 물체가 보이지 않을 때가 많기도 해서 **'눈 상태가 조금이라도 편해졌으면'** 하는 마음이 간절할 때가 한두 번이 아닙니다.

또 어떤 때는 '쿠마가이 씨의 눈 상태로는 안경을 맞출 수가 없다'라며 안경점 쪽에서 거절하는 일이 있었고, 그 때문에 의기소침해지기도 했습니다.

그런데 이 책의 저자 시미즈 롯칸 선생과 인연이 닿아 '안압 리셋' 마사지를 시술받았는데, 깜짝 놀랄 일이 일어났습니다.

콘택트렌즈를 낀 상태에서

- 오른쪽 시력   0.6 → **1.0**   0.4 향상
- 왼쪽 시력   0.3 → **0.6**   0.3 향상

두 눈을 합해 **시력이 무려 '0.7'이나 향상**되었습니다! 그 자리에는 매니저와 교정원의 스태프 등 많은 사

람이 있었으므로 틀림없는 사실입니다.

게다가 예전에는 눈이 침침했는데, **체험 후에는 시야가 밝아지고 다시 태어난 것처럼 눈이 선명하게 잘 보였습니다.**

또 **코도 높아지고** 광대뼈도 올라가는 덤까지. 매니저가 말하기를 제가 계속해서 '놀라워!'를 외쳤다고 합니다. (웃음)

덧붙이자면, 매니저도 '안압 리셋' 시술을 받았는데, 오른쪽 눈은 시력이 0.2 향상(1.0 → 1.2)되었고, 왼쪽 눈은 시력이 0.5 향상(1.0 → 1.5)되었습니다.

눈 콤플렉스는 이제 평생 가져가야 할 짐이라고 반쯤 포기했었기 때문에 이 결과에 **정말로 놀라고, 감동했습니다!**

그 후로 저는 이 책에서 소개하는 '안압 리셋' 마사지를 꾸준히 **집에서 실천하고 있습니다.**

저녁 무렵이 되면 이따금 눈이 가물거려 끔뻑끔뻑하는데 시야에 뿌옇게 안개가 낀 듯한 느낌이 듭니다.

그럴 때는 바로 74쪽의 '눈확 풀기'를 실시합니다. 이마 아래를 지긋이 풀어주면 기분도 좋고 무엇보다 끝난 후에는 **흐릿하던 시야가 맑아집니다.**

평소 같으면 어느 정도 눈이 피로를 느끼는 즈음에 콘택트렌즈를 뺍니다. 그런데 이 안압 리셋 셀프케어를 하고 나서는 **콘택트렌즈를 빼지 않은 상태**에서 쾌적하게 일상생활을 할 수 있습니다.

지금도 시미즈 롯칸 선생에게는 눈 관련 이상 증상에 관해서 조언을 구합니다. 저처럼 **눈이 나빠 콤플렉스를 가지고 있는 사람**이나 녹내장이 두려운 사람, 시력 저하나 안구건조증, 안압 상승 등 눈 문제로 곤란을 겪고 있는 사람은 꼭 한 번 '안압 리셋'을 시험해 보길 추천합니다.

이제 가까운 위치의 글자나 스마트폰 화면을 돋보기 없이도 볼 수 있게 되어 **일상이 매우 편하고, 기분도 유쾌해졌습니다!**

체험자들의 기쁨의 소리가 속속 도착하고 있다!

다카다 미호 씨 (47세 여성)

문득 '밝은 시야'를 깨닫고 감동했습니다

저는 유전적으로 녹내장을 앓는 집안에서 태어났습니다. 부모님과 언니가 녹내장을 앓았고, 유전 때문인지 저도 젊어서부터 눈이 약한 체질이었습니다. '언제가 나도⋯⋯'라는 생각에 매일 두려웠습니다.
병원을 여러 군데 방문했습니다만, **늘 안약만 처방받을 뿐⋯⋯.** '결국은 수술밖에 없다'라는 상황에 반쯤 자포자기가 되어 안약 사용을 게을리하고 있었습니다.

그 무렵 우연히 시미즈 롯칸 선생의 시술을 월 1회 주기적으로 받았습니다. 그러던 어느 날 시술 후에 문득 깨닫게 되었습니다. **'왠지 젊었을 때보다 시야가 더 밝아진 것 같은데?'** 하고 신기하게도 눈앞의 시야가 밝고 넓어 보이지 뭐예요.
곰곰 생각해 보니 안압 리셋을 받고 나서는 안약도 사용하지 않았습니다. 거기다 **녹내장의 진행이 멈추었습니다!**

그 후로도 집에서 '이마뼈(전두골) 풀기'(50쪽) 등의 마사지를 계속하면서 상황은 한층 더 호전되었습니다. **머리가 맑아 기분도 상쾌합니다.** 눈 때문에 고민인 사람은 꼭 시도해 보길 추천합니다!

오카바야시 스미코 씨 (75세 여성)

안압이 떨어져 의사도 놀란 체험을 했습니다

'어. 이상하네. 글씨가 왠지 옅어 보이는데.'
어느 날 신문을 읽고 있는데 위화감이 느껴졌습니다. 곧바로 병원을 찾았고, 의사로부터 **"녹내장입니다. 치료가 불가능합니다"**라는 무심한 선고를 받았습니다.
한참 전부터 '노안이 찾아왔다. 눈에 힘이 없어졌다' 하고 자신의 눈을 보는 것이 싫어지던 참이었습니다. 어째서 이런 고난을 주는지 하늘을 원망하고 싶었습니다.

그러던 중 시미즈 롯칸 선생을 잡지에서 보고 바로 교정원을 예약, '안압 리셋' 마사지를 받았습니다. 익숙하지 않은 탓인지 좀 아팠지만 **그 효과는 놀라웠습니다.** 시야가 엄청 밝아지고, 거울을 보고 바로 알 수 있을 정도로 **'눈동자가 커지고 눈의 힘이 돌아왔습니다.'** 실은 난시도 심해 곤란을 겪고 있었는데, 그것도 해소되어 매일매일 기분이 매우 상쾌합니다.

병원에서도 **"오카바야시 씨, 안압이 떨어졌어요.** 최근에 무슨 일이 있었나요?" 하고 **의사 선생이 놀랄 정도의 결과도 얻었습니다.** 이번 경험을 통해 인생 100세 시대에 '눈 건강'이 가장 소중하다는 사실을 실감했습니다. 한 명이라도 더 많은 사람에게 이 '안압 리셋'이 도움이 되길 바랍니다.

제 **1** 장 # 안압을 조절하면
눈의 모든 문제는 개선된다

제 2 장

'안압 리셋'으로 기분 좋게 머리 부위를 풀어준다!

제 3 장

눈에 직접 효과가 있는 새로운 습관⑩

제 **4** 장 '눈에 좋은 자세'를 만드는
새로운 습관⑩

안압을 조절하면 눈의 모든 문제는 개선된다

대체 안압이란
무엇일까?

건강진단 검사 항목 중에 안과가 있다.

여러분 중에는 검진을 위해 안과 검사기에 얼굴을 얹는 순간, '슉!' 하고 바람을 맞아 본 사람이 있을 것이다.

그런데 이것이 무엇을 위한 측정인지 모르는 사람도 의외로 많은 듯하다.

사실 그 바람은 **'안압'** 측정을 위한 것으로, '종합건강검진'의 기본 항목에 안압 검사가 설정되어 있다.

"안압이 무엇인가요?"

이런 의문을 품은 사람이 많을 것이므로 기본적인 내용부터 설명하도록 하겠다.

왜냐하면 '안압'은 이 책의 가장 중요한 테마이기 때

문이다.

　단적으로 말하면 안압이란 **'안구 내부의 압력'**을 뜻
한다.
　눈을 감고 자신의 안구를 가볍게 만져보자.
　풍선 같은 탄력이 느껴지지 않는가?
　안구는 대체 왜 이런 탄력을 지니고 있을까? 그 이
유는 만일 탄력 없이 흐물흐물하다면 사물이 일그러져
보이기 때문이다.

　안구는 다양한 조직이 결합된 하나의 공과 같다.
　외부 세계와의 경계에 있는 '각막'
　가장 큰 공간을 차지하는 '유리체'
　렌즈와 같은 역할을 담당하는 '수정체'
　여러분은 이들 이름을 대부분 들어 보았을 것이다.
이들이 올바른 위치를 유지하고 있기 때문에 우리 인
간은 항상 사물을 동일하고 바르게 볼 수 있다. 그러

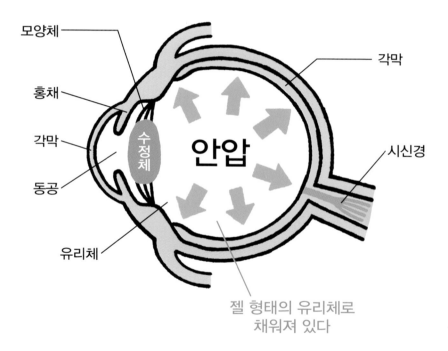

안구와 안압의 구조

모양체

홍채

각막

동공

수정체

안압

각막

시신경

유리체

젤 형태의 유리체로
채워져 있다

나 안압이 없으면 눈은 탄력을 잃고 흐물흐물해지므로 안구에 들어온 빛이 올바른 상을 맺을 수 없게 된다.

이렇게 안압에 문제가 생기면 눈과 관련된 다양한 문제가 발생한다. 예컨대 다음과 같은 증상을 경험해 본 적은 없는가?

☐ 이전보다 시야가 희뿌옇게 보인다.
☐ 눈 안쪽에 약한 통증(두통)이 있다.
☐ 사람 또는 사물에 부딪히거나 발이 걸려 넘어진다.
☐ 눈이 쉽게 충혈이 된다.

사실 이들 항목은 모두 녹내장을 비롯한 눈의 이상을 알리는 전조 증상이다. 여러분은 눈이 침침하거나 사소한 눈의 충혈을 방치하고 있지는 않은가?

한편 안압이 개선되면 **눈의 모든 이상이 호전된다.**

자세한 내용은 뒤에서 설명하겠지만, **시력 향상**이나 **녹내장 예방**에 그치지 않고 **안구건조증, 노안, 근시** 등 다양한 문제 증상에 효과적으로 대처할 수 있다. 나는 이러한 셀프케어를 '안압 리셋'이라 부르는데, 지금까지 내원한 많은 환자에게 전파해왔다.

여배우 **쿠마가이 마미(Kumagai Mami)**가 저자의 병원을 방문했을 때 그녀는 눈이 나쁘다는 남모르는 콤플렉스를 안고 있었다.

그러나 시술 후에 하마마츠(浜松)시의 자택에서 '안압 리셋'을 지속한 결과 2주 만에 **시력이 오른쪽 눈은 0.4, 왼쪽 눈은 0.3 상승을 보이며 호전**되었다. 저자는 물론이고 그녀 자신도 매우 놀라워했다.

안압을 스스로 조절하고 관리한 덕에 70세를 맞는 저자도 현재까지 콘택트렌즈나 도수 안경이 전혀 필요 없을 정도다.

'안압 리셋' 연구를 시작하고 나서는 안구건조증이나 근시와는 전혀 무관한 생활을 해 오고 있다. 그리고 현재는 약하게 노안이 찾아온 정도로, 일에서나 개인 생활에서나 하루하루를 쾌적하게 보내고 있다.

저자와 직접 만날 수 없는 사람이라도 이 책에서 소개하는 방법을 실천하여 극적인 효과를 경험할 수 있기를 바란다.

우리의 눈에는 투명한 혈액이 있다

"피곤해 눈이 충혈되었다."

"눈에 핏발이 섰다."

일상생활에서 이 같은 표현은 주로 눈의 혈액이 붉게 두드러져 보인다는 의미로 사용된다. 확실히 혈액은 붉기 마련이지만, 눈의 내부에는 **'투명한 혈액'**도 존재한다는 사실을 알고 있는가?

바로 안구 내부를 채우고 있는 액체, **'방수(aqueous humor)'**가 그것이다.

'방수'는 우선, 안구 내의 모양체라는 조직에서 만들어진다.

그리고 안구 내부를 순환하다가 그 대부분이 슈렘관(Schlemm's canal)을 통해 눈 밖으로 배출된다.

그러면 방수는 왜 이런 흐름을 띠게 될까?

그 이유는 눈동자의 바깥벽 앞에 둥근 접시 모양인 각막과 수정체 등에 혈관이 없기 때문이다.

혈관은 혈액을 통해 산소와 영양을 몸 전체로 운반하는 작용을 한다. 그러나 안구 내부의 일부에는 혈관이 없어 **'방수'가 산소와 영양을 운반하는 역할을 담당**하기 때문에 '투명한 혈액'이라 불린다. 덧붙이자면 '눈물'과 방수는 별개의 것이다.

눈이 건강한 상태에서는 방수가 안구 내부를 원활하게 순환하며 안압을 정상적으로 유지한다.

그런데 눈 속에서 만들어지는 방수의 양이 증가하거나 눈 밖으로 배출되는 양이 감소하면 어떻게 될까?

이 경우, **안압이 높아지게 된다.**

안압이 높은 눈은 '너무 부풀어 지금이라도 막 터질 듯한 상태의 풍선'에 비유할 수 있다. 안압이 높으면 방수 과잉이 되고, 시신경이 압박을 받아 통증 등의 문제를 일으키기 쉽다. 30쪽의 그림을 참조하자.

또한 시각을 인지하는 감각 신경인 시신경이 손상되면 시력 저하가 발생하기도 한다.

방수와 안압 상승의 관계

건강한 상태

슈렘관

방수의 흐름

모양체에서 방수가 만들어 진다

주의해야 할 상태

만일 슈렘관에서 방수가 잘 배출되지 않으면……

안압 상승

시신경

안압이 올라가 시신경이 압박을 받는다
⇒녹내장의 원인이 된다

'안압 리셋'으로
눈의 피로와 시력을 개선
무서운 녹내장도 예방한다!

자, 지금부터가 본론이다.

문제는 나이가 들면서 '안압이 올라가는(안압이 높은)' 패턴이 증가한다는 점이다.

안압이 올라가면 안구 내부의 혈류가 나빠져 시신경을 압박하게 된다.

겁을 주려는 것은 아니지만, 결과적으로 **녹내장 등의 질병에 걸릴 위험도 높아진다.**

'나에게는 아직 이른 얘기인 것 같은데'

이렇게 느끼는 사람도 있을 것이다.

그렇지만 '들어가며'에서도 본 것처럼 40세 이상에서 증상이 증가할 뿐 아니라, 그 수가 많지는 않아도 **30**

대에 빠르게 발병하는 경우도 보고되고 있다.

게다가 뭐니 뭐니 해도 앞서 말한 것처럼 안압이 높아지면 전조 증상으로 눈의 이상을 호소하는 경우가 증가한다.

'요즘 자주 눈앞이 침침한데 뭐, 피곤해서일 거야. 자고 나면 괜찮아지겠지.'

그중에는 이렇게 방치하는 사람도 적지 않다.

나의 교정원에는 현역 모델과 배우, 국민적인 작가에서부터 수십 년 동안 알고 지내는 이웃까지 남녀노소, 다양한 연령층의 사람이 방문한다.

그중에서도 특히, '일이나 집안일로 바쁜 사람', '매일 바쁘게 활동하는 사람'일수록 눈의 이상을 깨닫고도 치료를 뒤로 미루는 경향이 강하다는 생각이 든다.

그런 사람에게 제1장과 제2장에서 소개하는 **'안압 리셋'** 마사지를 시술하면 한결같이 '어! 왜지!?' '조금

전보다 눈이 잘 보여요!' 하고 놀란다.

의사들도 놀랄 만큼
효과를 발휘한 '안압 리셋'

　75세의 오카바야시 스미코(가명) 씨도 이런 사례자 중 한 명이었다.

　어느 날, 그녀는 평소처럼 전단지를 보는데, 글씨가 흐릿하게 느껴졌다. 원래도 강한 난시였지만 사물을 보는 것 자체가 힘들어 결국 병원을 찾았다. 그리고 녹내장이란 진단을 받았다.

　의사의 '치료 방법이 없습니다'라는 말을 듣고 충격을 받아 매일 우울감이 더해만 갔다고 한다.

　그러던 중 마침 잡지를 읽다 저자에 대해 알게 되었

고, 먼 길을 마다하지 않고 교정원을 찾아와 주었다.

나는 평소와 다름없이 시술을 하고 '눈 상태를 개선하기' 위해 어떤 것을 조심해야 할지 '안압 리셋'에 관해 대략적인 설명을 했다.

그녀는 집으로 돌아가서도 꾸준히 실천했다.

"선생님! 예전보다 시야가 밝아지고 머리까지 맑아졌어요!"

"거울에 비친 나이 든 눈을 보기가 싫었는데, 눈이 커지고 예전 눈매가 돌아온 것 같아요. 거울을 보는 게 즐거워졌어요."

이같이 매우 반가운 말을 들을 수 있었다. 그리고 무엇보다도 기쁜 사실은 "안압 검사를 했더니 수치가 17mmHg→16mmHg로 떨어져서 의사 선생님도 깜짝 놀랐습니다"라는 것이다.

사실, 의학적으로도 **'안압이 1mmHg 내려가면 녹내장의 진행 위험이 10%나 감소한다'**라는 말이 있기 때문에 그것은 매우 큰 사건이었다.

덧붙이자면, Hg는 '수은주'라는 단위 기호이다. '1수은주 밀리미터'나 '1밀리미터 수은' 등으로 읽으며 '혈압' 단위로도 사용한다.

녹내장에 관해서는 아직 밝혀지지 않은 부분이 많다. 그래서 현재 '어떻게 하면 개선할 수 있을까?'에 대해 과학적으로 인정받은 유일한 방법은 **'안압을 내리는 것'**이다.

다시 말해, 상승한 안압을 정상 수치에 가깝게 낮춘다는 말이다.

이 책에서 소개하는 '안압 리셋' 마사지는 이름 그대로 **'안압을 원래 수준으로 되돌려 조절'**하는 것이 목적인 눈 셀프케어다. 오카바야시 씨와 같은 고민을 가진 사람에게 안성맞춤인 개선법이라 하겠다.

지금은 그녀의 40대 아들도 방문하여 그 효과를 실감하는 중에 있다. 그는 노화 때문인지 사시가 심해져서 지금까지 사용하던 안경이 맞지 않는 상태였다.

그런데 '안압 리셋'을 시작하고 나서는 예전처럼 안경을 써도 문제가 없고 시야도 깨끗해졌다고 한다.

'눈 이야기'가 아직 자신과는 먼 이야기로 느껴지는 사람도 속는 셈 치고 꼭 한번 시도해 보자.

눈이 피로해 시야가 흐리거나 안구 건조증으로 불편을 겪는 가벼운 증상에도 '안압 리셋'은 효과가 있다.

무엇보다도 자신의 **'손바닥'**을 이용한 마사지는 **매우 기분이 좋다.**

일을 하다가도 목욕을 하다가도 '눈이 좀 피로한데'라고 **느끼는 순간 바로 마사지할 수 있어,** 간단한 자가 치유(Self Healing) 방법으로 추천한다.

일본은 알려지지 않은 '근시 대국'
모양체의 지나친 긴장을 풀어주어
시력을 개선!

지금부터 마사지의 이해를 돕기 위해 제1·2장에서 주로 다루는 **'근시'**와 **'녹내장'**의 개선 방법에 관해 조금 더 자세히 살펴보기로 한다.

마사지의 구체적인 방법을 빨리 알고 싶거나 전문적인 얘기가 꺼려지는 사람은 48쪽까지 건너뛰어도 상관없다.

한편 **'안구건조증'**이나 **'눈이 원인인 두통'**, **'노안'** 등에 대한 대책은 '안압 리셋'의 새로운 습관을 소개하는 제3·4장에서 자세히 설명하겠다.

그러면 먼저 '근시'에 대해 알아보자.

40대 이상의 '근시 인구'를 비교하면 일본은 중국의

2배, 오스트레일리아의 3배라고 한다.

근시가 많다는 것은 그만큼 다른 나라에 비해 국민들의 눈에 문제가 많다는 이야기다. 그럼에도 의외로 많은 사람이 '나이를 먹어 찾아오는 근시는 어쩔 수 없다'고 포기하고 넘어가는 것이 참으로 의아할 정도다.

물론 근시 문제는 **'안압 리셋'으로 개선될 가능성이 있다.**

예컨대 가까운 곳을 보는 작업을 오래 지속하면 눈의 초점이 한 곳에 고정된다.

그러면 안구 내부에 있는 '모양체'의 근육과 안구 주변의 근육이 긴장한다.

이 긴장이 계속되면 결국 안구에 압박이 가해진다.

예컨대 근시의 경우에는 안구의 상하좌우가 눌려 럭비공처럼 타원형으로 변형된다.

그러므로 긴장된 모양체와 눈 주변의 근육을 풀어주는 것이 좋다.

'안압 리셋' 마사지는 직접적으로 얼굴의 피부를 펴주고 그 안의 눈확(orbit, 머리뼈 속 안구가 들어가는 공간)이나 근막 등에 접근하여 눈 주변의 근육에 작용한다. 혈류도 촉진되고 자율신경도 조절된다.

그 결과 안구의 긴장이 개선되고 공 모양에 가까운 원래 형태로 돌아간다.

고정되기 쉬운 초점 문제도 해소되고 근시도 저절로 개선된다.

나의 교정원에는 시력 측정용 란돌트 고리(Landolt ring)가 항상 마련되어 있다.

그래서 시험 삼아 시술 전과 후에 시력을 측정했더니 10명 중 7~8명 정도는 **시력이 0.2 이상 향상되었다.**

그리고 사람들 **대부분이 '사물이 밝게 보인다!'라고 말한다.**

그런데 왜 밝기와 색상까지 왜 변하는 것일까?

정확한 구조는 알 수 없지만 한 가지는 확실히 말할

수 있다. 눈이 좋아진 사람은 모두, **긍정적이고 밝은 성격을 되찾은 후 집으로 돌아갔다**는 점이다.

고대 그리스에서도 '난제' 인정 녹내장은 왜 골치 아픈 상대일까

자, 이어서 녹내장에 대해서도 살펴보자.

녹내장은 **고대 그리스 시대부터 알려진 질병**으로 히포크라테스 전집에도 등장한다.

——시각이 완전히 손상된 동공은 점차 암청색으로 변하는데, 이는 빠르게 진행된다. 한번 변화가 생기면 더 이상은 손쓸 방법이 없다.

그러나 동공이 감청색으로 변할 경우에는 오랫동안 조금

씩 손상이 진행되며, 종종 다른 쪽 안구도 한참 뒤에 손상
이 발견된다.

[출처 : 히포크라테스 전집]

녹내장의 원인에 관해서는 여러 가지 설이 있지만
'안압이 올라 시신경이 손상되는 것'이 주된 원인의 하
나로 꼽힌다.

흔히 **'눈은 돌출된 뇌'**라고 하는데, 말 그대로다. 눈
과 뇌는 '시신경'으로 긴밀하게 연결되어 있다.

그러므로 앞에서도 보았듯이 안압의 상승은 안구
내부의 혈류를 악화시키거나 세포를 약화시키는 등 매
우 해롭다.

그런데 도대체 왜 녹내장으로 인해 실명에까지 이르
게 될까?

그 이유는 자각이 어렵다는 특성을 들 수 있다.

녹내장은 '어떠한 이유로 시신경이 손상되어, 눈으로

받아들인 빛의 정보를 뇌로 원활히 보낼 수 없게 되고 서서히 시야의 결손이 생기는' 증상이다. 그러나 반드시 증상이 양쪽 눈에서 동시에 진행되지는 않는다.

다시 말해 질병 초기에는 시야에 결손이 생겨도 다른 한쪽 눈이 보완해 주는 것이다. 이 때문에 **'시야에 이상이 생긴 것을 깨닫기 쉽지 않고' '녹내장의 발병을 자각하기 어렵다.'**

한편 녹내장으로 인해 나빠진 시력은 원래대로 돌아가기 어렵다고 한다.

그런데 이것을 체감할 수 있도록 이 페이지에 하나의 장치를 해 두었는데, 그것이 무엇인지 눈치를 챘는가?

사실 이 42~43쪽만 다른 페이지에 비해 약간 글자 크기가 작다.

여러분 중에 눈치챈 사람이 있을까?

솔직히 나는 알아보지 못했고 몇 번인가 비교해 보고서야 간신히 '그런 것 같은데' 하고 느꼈을 정도다.

이런 차이를 둔 이유는 사람은 흔히 자신의 눈이니까 다른 누구보다 자신이 잘 안다고 생각하기 마련이지만, 의외로 자각하지 못하는 사람이 많다는 점을 말하고 싶어서였다.

'손바닥' 셀프케어의 3대 장점은 언제든지 할 수 있고, 안심할 수 있으며, 기분이 좋다는 것이다

자, 이제 슬슬 실제로 '안압 리셋'을 할 시간이다.

사용하는 도구는 '손바닥'뿐이다.

약도 값비싼 도구도 전혀 필요 없다.

게다가 **언제든지** 할 수 있다.

누구나가 **안심**하고 셀프케어를 할 수 있도록, 그리고 모든 마사지는 '손바닥'을 이용해 부드럽고, **기분 좋게** 실시할 수 있도록 거듭 개선에 개선을 거쳤다.

눈 주변을 만지는 것이 무서운 사람도 자신이 직접 하기 때문에 안심할 수 있을 것이다.

안구를 만져서 상처를 입지 않도록 조심스럽게 자신의 페이스로 마사지를 해 보자.

덧붙이자면, 안압 또는 안내압의 '가장 큰 적은 스트레스'라고 한다.

자신의 '손바닥'을 사용해 '언제든지, 안심하고, 기분 좋게' 머리 부위를 풀어준다면 스트레스도 해소할 수 있어 일석이조일 것이다.

마사지는 모두 6종류다.

다음과 같이 1장과 2장으로 나뉜다.

제1장 → [준비 마사지] 3종류

제2장 → [기본 마사지] 3종류

그럼 바로 48쪽부터 시작하는 세 종류의 [준비 마사지]를 시도해 보자!

6종류의 모든 마사지에 공통된 요령을 다음과 같이 정리하였으니 참고하길 바란다.

① 어떤 마사지든 약 1분을 기준으로 실시한다.

　　1분 동안 계속해도, 15초씩 4번 반복해도 상관없다.

② 선 자세에서나 앉은 자세에서나 할 수 있다.

③ 어느 정도 힘이 들어가는 편이 좋으므로 계속 압력이
가해지는 '지속압'을 염두에 두도록　한다. 통증이 적어야
무리 없이 계속할 수 있다.

④ 목욕 중에 욕조 안에서 하는 것도 추천한다.

　　온몸의 혈액순환이 좋아지는 상태이기 때문에 더 나은
효과를 기대할 수 있다.

① 손바닥을 머리 양 옆면에 댄다

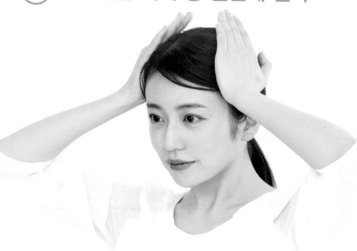

관자뼈(측두골) 풀어주기

양쪽 손바닥을 가볍게
관자뼈(관자놀이 위)에 댄다.

POINT

①과 ③의
위치는 여기!

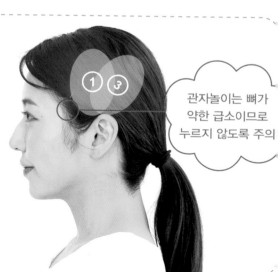

① ③

관자놀이는 뼈가
약한 급소이므로
누르지 않도록 주의

손바닥이 닿는 위치는
사진에 표기한 부분을
기준으로 삼는다 .

② 양손을 이용해 이마뼈를 밀어 올린다

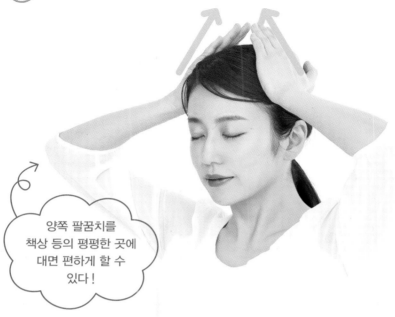

양쪽 팔꿈치를 책상 등의 평평한 곳에 대면 편하게 할 수 있다!

정수리를 향해 피부를 늘이는 느낌으로 기분이 좋은
정도로 한다.

③ 방향을 비스듬히 뒤쪽으로 바꾸어 다시 밀어 올린다

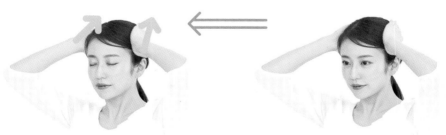

손끝의 방향을 조금 비스듬히 뒤로 향하게
하고 ②와 같이 관자뼈를 밀어 늘려준다.

이마뼈(전두골) 풀어주기

다크서클이 깨끗하게 사라지고 눈매를 또렷하게!

① 손바닥을 이마에 댄다

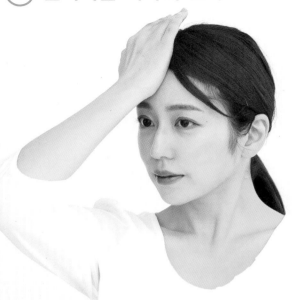

손바닥을 가볍게
이마뼈(이마 부근)에 댄다.

POINT

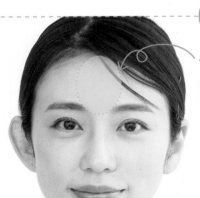

손바닥 위치는
여기!

손바닥을 대는 위치는 몸의 중심축을 기준으로

② 양손을 사용해 이마뼈를 밀어 올린다

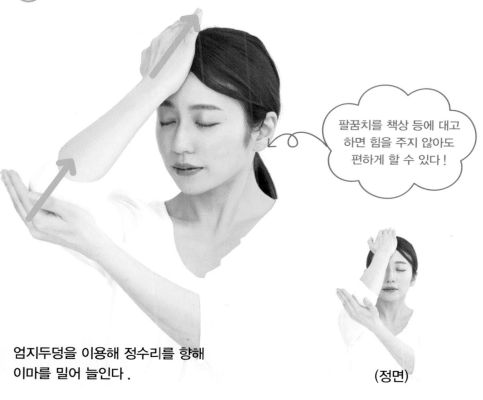

팔꿈치를 책상 등에 대고 하면 힘을 주지 않아도 편하게 할 수 있다!

엄지두덩을 이용해 정수리를 향해
이마를 밀어 늘인다.

(정면)

티슈가 편리

티슈를 대면 화장을 해도 ◎.
손도 잘 미끄러지지 않는다.

엄지두덩을 이용하자

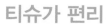
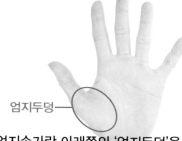

엄지두덩 —

엄지손가락 아래쪽의 '엄지두덩'을 이용하
면 힘을 조금만 주어도 파워가 전달된다

51

머리뼈 풀어주기

단단하게 뭉친 두피를 힘주어 풀어준다

① 손바닥으로 단단하게 느껴지는 위치를
찾는다

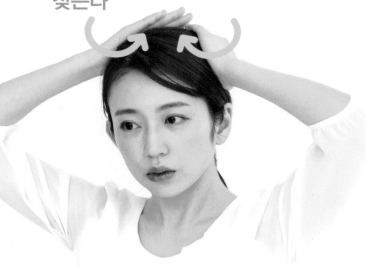

손바닥을 미끄러지듯
이동시키며 뭉친 곳, 경직된 곳을
천천히 찾는다

POINT

'손가락 배'를
이용하자

'손가락 배'로 문지르며 풀어준다. 두피에 상처가
생기지 않고, 기분 좋게 케어할 수 있다.

② 단단한 부분을 중심으로 머리 전체를
손가락 배로 주물러 풀어준다

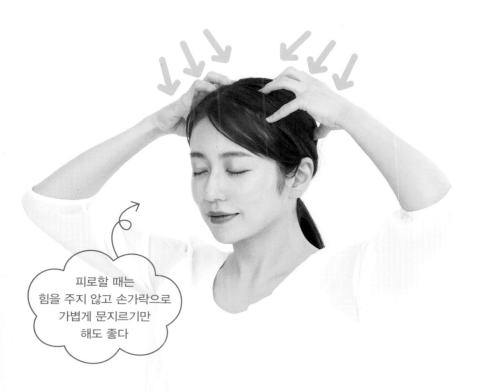

피로할 때는
힘을 주지 않고 손가락으로
가볍게 문지르기만
해도 좋다

머리를 감을 때보다 조금만 강하게,
단단하게 뭉친 부위부터 마사지한다.

어떠한가?

머리 부위 마사지가 주는 기분 좋은 느낌을 체감했을 것이라 생각한다.

이것은 '시간이 짧다고 해서 효과가 작은' 것도 아니고, 반대로 '긴 시간을 했다고 효과가 좋은' 것도 아니다.

1일 1분의 습관을 몇 개월, 몇 년에 걸쳐 가능한 한 오래, 기분 좋게 지속하는 것이 중요하다.

머리 부위를 풀어주면 기분이 좋은 이유와 또 다른 세 종류의 마사지에 관해서는 제2장에서 설명하도록 하겠다.

키워드는 '**머리뼈**'이다.

제 **2** 장

'안압 리셋'으로
기분 좋게
머리 부위를 풀어준다 !

눈이 위치한 머리뼈는
단일 구조가 아니다!

여러분은 앞 장에서 '안압 리셋' 마사지가 주는 시원함을 직접 느껴보았을 것이다.

그런데 손바닥을 이용해 머리 부위를 풀어주었을 뿐인데 왜 기분이 좋아질까?

원래 앞 장의 마사지 목적은 **'머리뼈'의 긴장을 해소**하는 데 있다.

몸이 긴장하는 것처럼 머리뼈를 둘러싼 근육도 긴장한다.

그러면 머리뼈가 조이면서 찡하고 아픈 **통증**이 찾아오기도 한다.

그래서 머리뼈를 일단 말랑말랑하게 풀어주기 위해

압력을 가한 것이라고 이해하면 된다.

"잠깐, '머리뼈가 긴장한다'거나 '머리뼈를 풀어준다'는 말이 이해하기 어렵다. 그리고 머리뼈는 하나가 아닌가?"

이런 여러분의 목소리가 들리는 듯하다.

여러분은 머리뼈가 헬멧처럼 하나의 뼈로 되어 있다고 생각하고 있나?

사실 인간의 **머리는 하나의 뼈로 이루어지지 않았다.**

머리 부위에 8개, 안면에 14개, 귓속에 6개 총 28개의 뼈가 대륙판처럼 하나의 구조를 이루고 있다.

머리뼈를 구성하는 주요 뼈

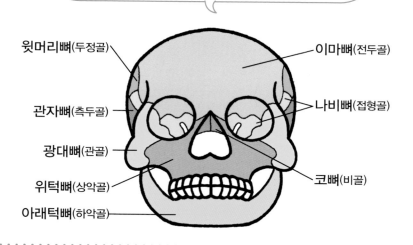

윗머리뼈(두정골)

이마뼈(전두골)

관자뼈(측두골)

나비뼈(접형골)

광대뼈(관골)

위턱뼈(상악골)

코뼈(비골)

아래턱뼈(하악골)

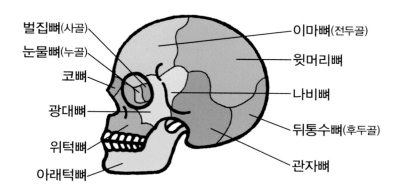

벌집뼈(사골)

눈물뼈(누골)

코뼈

광대뼈

위턱뼈

아래턱뼈

이마뼈(전두골)

윗머리뼈

나비뼈

뒤통수뼈(후두골)

관자뼈

소수의 인대가 많은 뼈를 연결하고 있다

왜 이렇게 많은 뼈로 이루어져 있는지 이상하지 않은가?

굳이 성가시지 않게 하나의 뼈로 충분할 것 같은데 말이다.

사실 이렇게 뼈가 많이 필요한 이유는 '적절하게 움직여 뇌를 보호하기 위해'서다.

28개의 머리뼈는 **매우 적은 수의 인대로 연결되어 있다.**

머리뼈에서만 볼 수 있는 이 연결 방법을 '봉합'이라 한다.

이 봉합은 매우 우수한 구조로 되어 있다.

만일 머리뼈에 큰 충격이 가해져도 뼈와 뼈를 연결하는 **인대가 쿠션 역할을 해주기 때문**에 우리의 뇌는 보호받을 수 있는 것이다.

'머리뼈가 움직인다니 믿을 수 없어!'라고 생각하는

사람은 아기의 머리를 떠올려보자.

아기는 엄마의 좁은 산도를 통과해야 하기 때문에 머리뼈가 어른보다 느슨하게 연결되어 있다. 그리고 대부분 **'뒤통수뼈'**가 늘어나 머리가 조금 뾰족한 형태로 태어난다.

그리고 성장하면서 뾰족한 뒤통수뼈가 적당히 모양을 갖추어 둥근 머리가 완성된다. 그 과정에서 머리뼈는 좀더 긴밀하게 연결된다.

이런 중요한 시기의 아기를 똑바로 눕혀 바닥이 딱딱한 곳에서 재우면 뒤통수뼈에 압력이 가해져 소위 '절벽머리'가 된다.

머리뼈는 인간의 기관 중에 가장 소중한 '뇌'를 담는 용기이다. 이 때문에 다른 뼈와 달리 특별한 구조로 되어 있다.

동시에 **외부에 노출되어 있는 기관 중에서 가장 중요한 '눈'도 위치하고 있는 것**이다.

요컨대 뼈 중에서 단연 중요한 것이 머리뼈다.

따라서 머리에는 근육과 신경도 많이 모여 있고 이곳을 마사지하면 기분이 매우 좋아진다. 이것이 '안압 리셋' 마사지의 큰 장점이며, 신체 중에서 셀프케어로 가장 큰 진정 효과를 얻을 수 있는 부위인 것이다.

'다크서클'과 '눈 처짐'도 머리뼈의 경직과 관련이 있다!

여러분은 최근 **'눈 주위에 다크서클이 잘 생기네'**하고 느낀 적은 없는가?

아니면 **얼굴이 나이 들어 보인다**고 느낀 적은 없는가?

나는 골격교정을 전문으로 하고 있는 사람으로서,

눈 밑의 다크서클이나 노안의 원인이 **'눈확의 상태'**에 있다는 것을 깨달았다.

눈확은 머리뼈에 있는 '안구를 담는 주머니'라고 보면 된다.

나이가 들면 홑꺼풀이 쌍꺼풀이 되고, 눈도 움푹 들어가는 사람이 있다.

여러분은 피부의 탄력이나 근육의 노화 때문이라고 체념하고 있겠지만, 사실 머리뼈가 굳어 단단해지면서 눈확이 움푹 들어가는 경우도 많다.

그리고 눈확이 들어가면 혈류도 압박을 받게 되고 '눈 밑의 다크서클'이 약하게 생기기 시작한다.

예컨대 젊었을 때 밤샘 작업을 해본 사람이 있을 것이다. 아침에는 온몸의 피로와 경직으로 머리뼈 주변이 당연히 굳기 마련이다. 그러면 눈확도 움푹 들어가게 되고 혈류가 나빠져 다크서클이 생기게 된다.

엄밀히 말하면, 다음과 같은 순서로 '노안'이 만들어

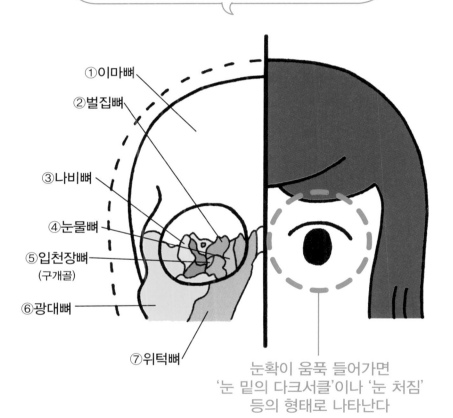

눈확은 7 개의 뼈로 구성

①이마뼈
②벌집뼈
③나비뼈
④눈물뼈
⑤입천장뼈
(구개골)
⑥광대뼈
⑦위턱뼈

눈확이 움푹 들어가면
'눈 밑의 다크서클'이나 '눈 처짐'
등의 형태로 나타난다

진다.

① 머리뼈 주위의 근육과 인대가 경직된다.
② 이마뼈가 내려간다.
③ 코뼈가 눌려 옆으로 벌어진다.
　(이때 코가 조금 낮아진다.)
④ 눈확이 움푹 들어간다.
⑤ 안구도 움푹 들어가고 다크서클이 생겨 나이 들어 보
　인다.

　세부적인 것을 모두 기억할 필요는 없다. 하지만 여기서 중요한 사실은 눈의 주머니가 있는 눈확이 움푹 들어가면 당연히 압박이 가해져 '안압 상승'의 가능성도 커진다는 점이다.
　그리고 이러한 증상에는 개인마다 차이가 있을 수 있지만, 안압이 상승해 좋을 것은 하나도 없다.
　노안이나 다크서클 등의 미용적인 문제는 물론이고

눈이 침침하거나 근시 등의 문제 증상도 생긴다.

눈의 주머니와 근육이 굳으면 눈의 피로, 이것을 원인으로 두통도 발생하게 된다.

여기까지 읽고 머리뼈의 경직을 피해야 하는 이유에 관해 이해했을 것이다.

애초에 노안은 여성만의 적이 아니다.

얼굴의 이미지 하나로 상대방에게 신뢰감을 주거나 반대로 불신감을 주기도 한다. 다른 **사람에게 좋은 인상을 줄 수 있을지, 없을지는 안압에 달렸다고 해도 지나친 말이 아니다.**

'손바닥'은 최고의 힐링 도구

'안압 리셋' 마사지의 장점은 **'손바닥'**을 도구로 사용하는 것이다.

손바닥, 그중에서도 **'엄지두덩'**을 이용하기 때문에 언제 어디서나 부담 없이 할 수 있다.

본디 우리의 손바닥은 '치유의 힘'을 지니고 있다.

우리네 선조는 이를 '기', '자기', '전기' 등으로 해석하고 생활에 활용해 왔다.

성경이나 불전을 보면 각각 그리스도와 부처가 사람의 몸에 손을 대고 병을 고치는 장면이 자주 등장한다. 그것은 특별한 사람뿐 아니라 누구나 할 수 있는 능력이다. 그 증거로 '약손(아이들의 아픈 곳을 만지면 낫는다는 약손)'이란 말이 현대에도 남아 있다.

예컨대 두통이나 복통을 느낄 때 누군가 손을 대고 있으면, 왠지 증상이 누그러지는 경험을 해 보았을 것이다.

조금 다른 이야기지만, 스웨덴의 카롤린스카 연구소(Karolinska Institutet)는 다음과 같은 발표를 했다.

"사람이 붓으로 생쥐를 만졌을 때, 닿자마자 바로는 아니지만 **5분 정도 계속하면 옥시토신(oxytocin)이 분비된다.** 접촉을 그만두어도 약 10분 동안 계속 분비된다."

일명 **'행복 호르몬'**이라고도 부르는 이 옥시토신은 생물이 행복감을 느끼게 하는 물질이다.

피부자극에 의해 '옥시토신'이 분비된다는 사실은 잘 알려져 있다. 그러나 연구와 같이 '얼마 동안 분비되는가'를 조사한 실험 결과는 알고 있는 사람이 많지 않을 것이다.

다시 말해, 우리가 마사지를 할 때도 **'5분 정도' 계속하는 것이 좋다**고 할 수 있다.

이 책에서 제안하는 '안압 리셋' 마사지도 우연이지만 총 6분을 기준으로 하고 있다. (6종류×각 1분) 바쁘지 않을 때는 꼭 6분간 마사지를 지속해 보자.

이 세 가지만 외우면 완벽!
우리의 눈이 다시 태어나는 마사지

지금부터 소개하는 3가지 [기본 마사지]는 단계를 밟으며 '눈확을 펴주고 변형을 리셋'하는 것이 목표인데 각각 다음과 같다.

- 첫 번째 마사지

  → 좌우에 있는 '광대뼈'를 풀어주고 **눈확 밑**을 펴준다.

- 두 번째 마사지

  → 이마 부근에 접근하여 **눈확을 위**로 펴준다.

- 세 번째 마사지

  → 얼굴 앞쪽에 있는 코뼈를 앞으로 나오게 하고 **눈**

확을 앞으로 펴준다.

다시 말해, 사람의 힘을 가할 수 있는 세 방향으로 최대한 작용할 수 있는 마사지이다.

그 결과, 주변의 근막이나 근육이 이완되고 초점을 조절하는 모양체와 안구의 긴장이 풀려 혈류도 개선되며 릴렉스 효과로 자율신경도 조절된다.

심신을 양호한 상태로 유지하게 되면 눈의 기능도 개선된다. **'자신의 인생에서 시력이 가장 좋았던 때'**로 돌아가는 것이다. 녹내장과 멀어질 뿐 아니라 두통을 비롯한 다양한 문제를 예방할 수 있다.

하나 더 추가하면, **얼굴이 작아지는 효과와 피부가 아름다워지는** 효과를 기대할 수 있다.

이 책의 앞부분에서도 설명한 것처럼 원래 이 '안압 리셋'은 작은 얼굴을 위한 교정이 낳은 부산물이다. 그래서 당연하지만, 이 마사지를 계속하면 얼굴이 깨끗

하고 작게 보인다.

눈확이 움푹 들어간 부분을 리셋하면, **눈이 또렷하고 크게 보이는 사람도 많다.**

"장수를 잡으려면 먼저 그 말을 쏴라."

이 속담대로 안구 자체에 직접 손을 대지 않고도 눈의 피로와 불쾌감을 개선하고 시력을 회복시키며 녹내장을 멀리할 수 있다. 나아가서는 '외형'적인 아름다움도 얻을 수 있다.

세 마사지에 공통된 요령은 제1장의 46쪽과 동일하다.

자, 함께 리셋을 시작하자!

광대뼈 풀어주기

동경하는 작은 얼굴을 만들고 팔자주름도 해소!

① 손바닥을 광대뼈에 댄다

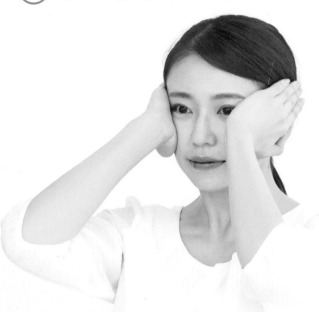

엄지손가락이 밑으로 가게 손바닥을
기울인 다음 볼의 튀어나온 부위에 엄지두덩을 댄다.

POINT

①의 위치는
여기!

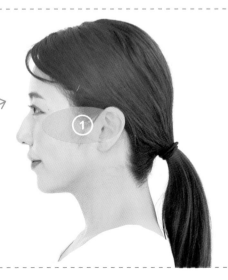

손바닥을 대는 위치는
사진의 녹색 부분을
기준으로 삼는다.

② 광대뼈를 펴준다

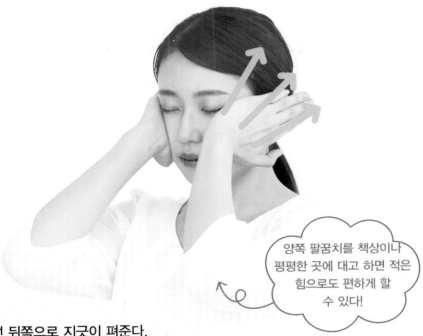

양쪽 팔꿈치를 책상이나 평평한 곳에 대고 하면 적은 힘으로도 편하게 할 수 있다!

우선 뒤쪽으로 지긋이 펴준다.
기분이 좋아지는 것을 느낄 수 있다.
이어서 조금씩 힘주는 방향을 위쪽으로 바꾼다.

✕ 손 위치에 주의

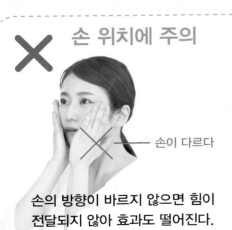

손이 다르다

손의 방향이 바르지 않으면 힘이 전달되지 않아 효과도 떨어진다.

'엄지두덩'을 잘 활용한다. ○

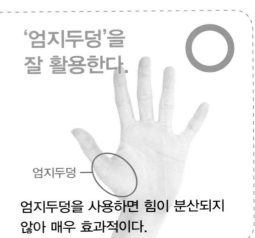

엄지두덩

엄지두덩을 사용하면 힘이 분산되지 않아 매우 효과적이다.

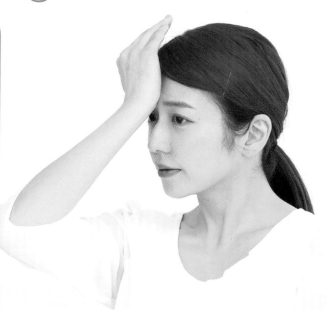

① 엄지두덩을 이마의 홈에 댄다

기본 마사지 2

눈확 풀어주기

미용 효과가 크고 녹내장과 근시를 멀리할 수 있다!

이마 중심 근처에 있는 '눈확 홈' 에 엄지두덩을 댄다 .

POINT

①의 위치는 여기!

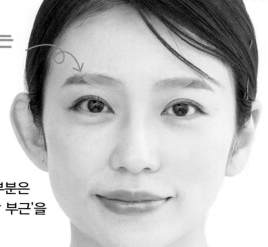

눈확이 움푹 들어간 부분은
'눈썹 밑' '얼굴의 중앙 부근'을
기준으로 삼는다.

② 한손으로 팔꿈치를 지지하며 눈확을 펴준다

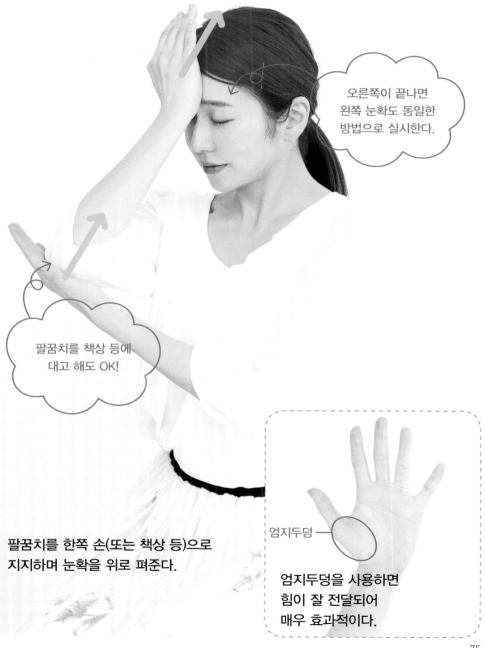

오른쪽이 끝나면
왼쪽 눈확도 동일한
방법으로 실시한다.

팔꿈치를 책상 등에
대고 해도 OK!

엄지두덩

팔꿈치를 한쪽 손(또는 책상 등)으로
지지하며 눈확을 위로 펴준다.

엄지두덩을 사용하면
힘이 잘 전달되어
매우 효과적이다.

코뼈 풀어주기

눈이 커지고 시력이 향상되며 코의 높이도 높아진다!

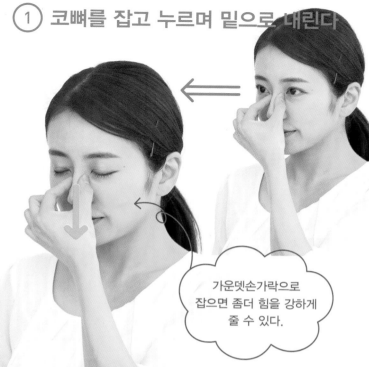

① 코뼈를 잡고 누르며 밑으로 내린다

가운뎃손가락으로
잡으면 좀더 힘을 강하게
줄 수 있다.

우선 엄지손가락과 둘째손가락으로 코뼈를 잡는다.
이어서 코를 바닥 쪽으로 꾹꾹 누르며 내린다.

POINT

①과 ②의 위치는
여기!

②

①

코뼈의 위치는
눈동자 옆 부근 위치를
틀리지 않도록 주의한다 .

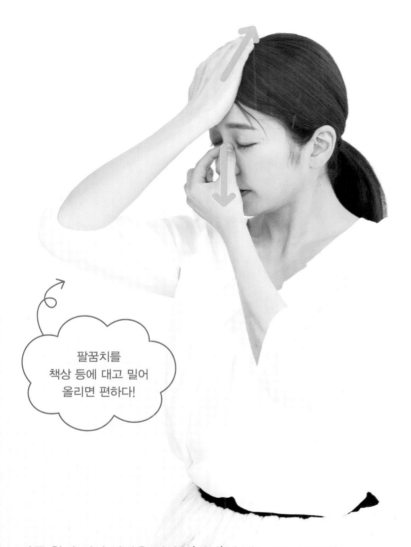

팔꿈치를
책상 등에 대고 밀어
올리면 편하다!

다른 한 손의 손바닥을 이마뼈(이마)에 대고 50~51쪽과
동일한 방법으로 밀어 올린다.
움푹 들어간 눈확이 펴지며 눈이 커지고 코도 높아 보인다.

효과를 높이기 위해 '의식할 것' 효과가 떨어지지 않기 위해 '주의해야 할 것'

그런데 세 가지 [기본 마사지]로 눈의 변화를 실감했는가?

한 번에 그치지 말고 계속해서 관리하여 착실히 안압을 낮춰 나가자.

중요한 것은 '눈'과 '안압'의 관계를 이해하고 마사지의 목적을 항상 의식하는 것이다.

원리를 충분히 이해하면 그 사람 자신이 갖추고 있는 치유력이 무의식중에 활성화하기 시작한다.

다시 말해, 본인의 마음가짐에 따라 관리 효과가 완전히 달라지는 것이다.

이것은 날마다 환자를 접하면서 느끼는 진리이다.

흔히 말하듯이 생각과 몸은 떼려야 뗄 수 없는 관계이다.

마사지 중에는 '눈이 편해진다'라는 생각을 강하게 떠올리며 실시하자.

마사지 후의 의식도 중요하다.

'기분 좋다'라는 '유쾌'한 감정으로 마음을 가득 채우자.

그리고 몸에서 손을 살짝 떼고 심호흡을 하자.

'긴장이 잘 풀렸다' 하고 자신을 믿어주고 칭찬해 주자.

'안압 리셋' 마사지의 가장 큰 특징은 아프지 않다는 것이다.

'지속압'으로 하기 때문에 고통과 참을성이 필요하지 않다.

다만, 최대한의 효과를 얻으려면 가능한 한 온몸의

힘을 빼는 것이 중요하다.

자극을 조금만 받아도 몸은 그것을 민감하게 감지하고 좋은 방향으로 바뀌기 시작할 것이다. 무엇보다도 '머리에 자기 스스로 힘을 가하는' 비일상적 행위에는 긴장이 따르기 마련이다.

처음에는 힘을 빼기가 어려울 수도 있다. '올바른 위치에 힘을 가해야 한다'라고 생각한 나머지 힘이 너무 들어갈 수도 있다.

여러 번 반복하여 굳이 의식하지 않고도 일련의 마사지를 진행할 수 있게 되면 몸의 **'힘 빼기'**를 다음 목표로 세워보자.

자신의 머리와 얼굴 관리를 습관화하면 몸의 감도가 높아진다.

마사지는 몸과 대화를 해 나가는 것이다. 그러니까 처음 시작했을 때보다는 분명히 힘을 빼는 데 익숙해질 수 있을 것이다.

여기서 한 가지 부탁이 있다. 이 마사지는 자기 이외의 사람에게는 삼가도록 하자. '기분 좋은 위치가 어디인지' 자신의 감각에 집중하며 몸의 감도를 높이고 편안함을 추구하는 것이 이 마사지의 특징이다.

그러니 자신이 아닌 '다른 사람의 머리에 압력을 가하는 것'과는 사정이 다르다. (유자격자 제외)

한편 다음과 같은 사람은 **이 마사지를 삼가도록 하자.**

① 극적인 컨디션 변화가 있으면 안 되는 사람
② 체력이 현저히 떨어진 사람
③ 가볍게 만지기만 해도 통증과 내출혈이 생기는 사람

주치의가 있는 경우에는 상담 후에 실시하도록 한다.

샤워 중에도, 잠자기 전 침실에서도 언제 어디서나 24시간 관리가 가능하다

이 책을 보지 않고도 어느 정도 마사지를 할 수 있게 되면 목욕 중 욕조 안에서도 천천히 시도해 보자.

욕조에 몸을 담그면 부력이 작용해 몸이 가벼워진다. 관절과 근육에 가해지는 부담이 줄고 뭉친 근육은 이완된다.

부교감 신경이 활성화되어 혈관이 확장되고 혈류도 좋아진다.

물론 정신적으로도 긴장이 풀린다. 이런 이상적인 상태에서 마사지를 안 할 수가 있겠는가!

덧붙이자면, **밤에는 꼭 잊지 말고 마사지를 하도록 하자.**

하루를 마무리하는 시간 즈음이면 머리와 얼굴에 노폐물이 쌓이고 경직되는 부분이 있기 마련이다.

밤에 마사지를 하면 이러한 '나쁜 요인'을 배출, 리셋할 수 있다.

또 마사지에는 '형상 기억' 효과도 있다.

잠들기 전에 **머리뼈에 '수정'을 가하면 '이상적인 위치나 형상'을 눈에 각인시킬 수가 있다.** 그러면 다음 날 기상 후에는 눈을 다시 '자신의 역사상 최고의 컨디션'으로 되돌릴 수 있는 것이다.

물론 낮잠을 자기 전에 마사지하는 것도 좋다.

그러나 형상 기억 효과를 노린다면 1시간 이상 지속해서 잠을 자는 밤이야말로 최고의 효과를 기대할 수 있다.

제 **3** 장

눈에 직접
효과가 있는
새로운 습관⑩

본능을 역으로 이용하면
안구건조증도 눈의 피로도 간단하게
개선할 수 있다

미국 듀크대학(Duke University)은 한 연구를 통해 **'인간 행동의 45%가 습관으로 이루어져 있다'**는 사실을 밝혀냈다.

왜 우리 인간은 행동의 절반을 습관화했을까?

그 답은 '뇌'의 성질에 있다.

뇌는 기본적으로 나태한 기관이다. 가능한 한 수고를 덜고 편한 쪽을 택한다. 따라서 식사나 배변, 출퇴근, 목욕과 같은 일상의 행동을 '무의식적으로 할 수 있는 수준'으로까지 습관화하여 뇌의 부담을 줄이고 있다.

다시 말해, 인간은 **본능적으로 '가능한 한 습관화하**

려는' 욕구를 지니고 있는 것이다. 이 욕구를 잘 활용하면 '안압 리셋' 셀프케어를 새롭게 습관화하기 쉽다.

습관화에 성공하면 어떻게 될까.

미래의 자신을 상상하며 계속해서 좋은 습관을 찾고 익혀나가자.

"눈이 잘 보인다!"

"침침하던 증상도 안구건조증도 모두 편해졌다!"

이런 식으로 자주 머릿속에 떠올리는 것이 요령이다.

고대 그리스 철학자 아리스토텔레스도 **'인간은 습관에 의해 만들어진다'**는 사실을 간파했다. 눈 건강도 마찬가지다. 여기서 소개하는 새로운 습관을 자신의 것으로 만들어 보자. 안압을 낮추는 것 외에도 눈의 다양한 이상 증상을 개선할 방법을 소개하겠다.

특히 앞의 다섯 가지는 이 책을 보는 동안에도 바로 실천할 수 있는 방법이다.

눈과 글자의 사이를 멀리 한다

→ 근시의 원인은 '유전'이 아니다! 사실은 '나쁜 자세'에 있었다

중국의 초등학교에서 학생들이 공부하는 모습을 담은 사진을 본 적이 있다.

각 책상마다 상체가 앞으로 너무 기울지 않게 '레버'를 설치하여 눈과 책과의 거리가 너무 가까워지지 않도록 유지하는 구조로 되어 있다.

이것은 합리적인 방법이다. 왜냐하면, **'가까운 거리의 사물을 보는 시간'을 줄이면 눈에 '조절 렉'이 생기지 않아 시력 저하를 예방**할 수 있기 때문이다.

'조절 렉이 뭐지?' 하고 의문이 드는 사람도 있을 것이다. 조금 설명을 하고 가겠다.

사람의 눈은 수정체의 두께를 조절함으로써 망막에

초점을 맞춘다. 그 수정체의 조절이 조금 늦어지는 것을 **'조절 렉'**이라 부른다.

조절 렉이 일어났을 때 안구는 안쪽에서 **타원형으로 늘어난다. 최근 연구에서 바로 이것이 시력 저하의 원인**이란 사실을 밝혀냈다.

유아기에 예외는 있지만, 철들 나이 이후에 안구가 늘어나는 이 같은 증상은 '근시'를 불러오고 그로 인해 시력이 저하된다.

과거에는 부모가 자녀에게 '눈이 나빠지지 않도록 좋은 자세로 읽고, 쓰기'를 지도했다. 이것은 '조절 렉'에 관해 직감으로 알고 있었기 때문일 것이다.

이후에 '근시=유전의 탓'이란 '유전설'도 돌았지만, 최근에는 연구가 진행되어 **근시의 원인이 '조절 렉'이란 설이 주류**를 이루고 있다.

'눈을 책과 거리를 유지하고 읽는다.'

단지 이것만으로도 근시를 멀리할 수 있는 것이다.

2 '1분간 선잠'을 잔다

세계 일류기업도 도입한
눈에도 뇌에도 효과가 있는 '자기 휴식법'

'매일이 바쁘다'라고 말하는 사람에게 더욱 추천하는 습관이 있다.

단 1분으로 끝나지만, 눈과 머리(뇌)의 피로를 덜어주는 아주 좋은 셀프케어로 방법은 맥이 빠질 정도로 간단하다.

왜냐하면 **'1분 동안 눈을 감기만'**하면 되기 때문이다!

'단 1분 만에 눈에 효과가 있는 이유'는 '눈물'에 있다. **눈을 감고 있으면 그것이 단 1분이라도 눈물이 안구에 도달한다. 눈물은 안구에 영양분과 수분을 공급할 수 있다.** 따라서 1분이면 충분하다.

한편 '단 1분으로 뇌에 효과가 있는 이유'는 뇌의 특수한 성질에 있다.

비록 아무 생각을 하지 않을 때라도 뇌는 '눈을 통해 정보가 들어오는 동안은 계속 일을 하는' 성질을 지니고 있다.

눈을 뜨고 있는 한 피곤해도 결코 쉬지 못한다.

우리 인간의 뇌는 이처럼 가혹한 노동 환경에 놓여 있는 것이다.

반대로 말하면 **'눈을 감으면 언제 어디서든 쉴 수 있다'**는 말이 된다.

구글이나 나이키 등 서구의 유명 기업에서는 아침 식사 후 20분 전후의 선잠 **'파워냅(power-nap)'**을 추천한다고 한다. 이에 비해 10분간의 선잠은 **'미니냅(mini-nap)'**, 1분간의 선잠은 **'마이크로냅(micro-nap)'**이라 하여 전 세계에서 실천하는 사람이 늘고 있다.

눈과 머리의 피로를 낮추는 데는 일반적인 수면 외에 '몇 분 단위의 휴식을 하루 동안 여러 차례 반복하는 형태'가 가장 좋다.

3 '기(氣)'의 힘으로 눈을 따뜻하게 한다

몸속 최강 파워스폿(Power Spot)으로 지친 눈을 개선하자

눈을 따뜻하게 하면 '눈의 피로가 해소된다', '눈물 분비가 촉진되어 안구건조증을 예방한다.'

이런 얘기를 들어본 적이 있는가?

눈을 따뜻하게 하는 수많은 온열팩이 판매되고 있으며, 실제로 사용해 보면 기분도 좋다. 그런데 언제 어디서나 손쉽게 사용할 수가 없다 ….

그래서 추천하는 방법이 있다. **자신의 두 손바닥을 문질러 그로부터 발생하는 열로 눈을 따뜻하게** 하는 셀프케어다.

이 방법은 '기공' 세계에서는 잘 알려져 있다.

손바닥의 중심에는 **'노궁(勞宮)'이라는 혈자리**가 있는데, 여기서 많은 '기'가 나와 안구를 따뜻하게 한다고 한다.

'요가' 영역에서도 **'파밍(palming)'**이라 하여 지금도 많이 사용되는 기법이다.

동서양을 막론하고 전 세계에서 주목받아 온 손바닥의 힘이다. 제1·2장에서도 살펴본 것처럼 손바닥은 '안압 리셋'에는 빼놓을 수 없는 중요한 도구이다. 시도해보지 않는 게 오히려 손해인 것이다.

기공 파밍 방법

① 몸의 힘을 뺀다. (선 자세든 앉은 자세든 괜찮다.)

② 양쪽 손바닥을 포개어 문지른다. '따뜻하다'라고 생각될 때까지 마찰한다.

③ 손바닥으로 눈을 감싸듯이 가볍게 누른다. **손바닥에서 나오는 체온으로 안구를 따뜻하게 한다**'라고 생각한다. 심호흡을 10번 하고 나서 손을 뗀다.

⇨ ①∼③을 하루에 여러 차례 반복한다. 혈액순환이 좋아지는 욕조 안에서 하기를 추천

의식적으로 눈을 깜빡인다

 ## '안구건조증'을 간단히 물리친다!
지금 바로 할 수 있는 운동에 도전하자

갑작스럽지만 퀴즈 하나를 내겠다. '우리나라에서 2,200만 명이 걸렸을 것'으로 추정되는 안과 질환은 무엇일까?

답은 **안구건조증**이다. '자각이 없는 사람을 포함하면 **고령자의 약 74%**가 걸렸다'는 데이터가 있을 만큼 아주 흔한 병이다. **안구건조증 때문에 렌즈를 포기했다**고 말하는 사람도 많다.

눈을 깜빡이지 않고 참을 수 있는 시간이 '12.4초 이하'일 경우 안구건조증일 가능성이 크다.

그 원인 중 하나는 **'눈 깜빡임의 부족'**하다. 눈을 깜빡이는 횟수가 적으면 눈물 분비가 원활하지 않아 각막이 손상되고 통증을 느끼게 된다.

보통은 약 3초에 1번 눈을 깜빡이는 게 이상적이다. 그러나 독서할 때는 약 6초에 1번, 컴퓨터를 다룰 때는 십수 초에 1번으로 줄어든다.

그러므로 '안압 리셋'을 위한 간단한 눈 깜박임 운동을 소개하겠다. 의식적으로 눈을 깜박여 '올바른 눈 깜빡임 횟수'를 유지하자.

눈 깜빡임 운동법

① 1초에 1번 눈을 깜빡인다. 이 동작을 10초 정도 계속한다.

② 1초에 2번 눈을 깜빡인다. 이 동작을 10초 정도 계속한다.

③ 1초에 3번 눈을 깜빡인다. 이 동작을 10초 정도 계속한다.

⇨ ①~③을 1세트로 하고, 하루에 여러 세트를 반복한다.

처음에는 어려워도 익숙해지면 점차 **눈에 활력이 도는 것**을 자각할 수 있을 것이다. 자, 이제 안구건조증도 졸업이다!!

5 눈의 원근 트레이닝을 한다

스쾃으로 다리와 허리를 단련하듯이
눈의 근육도 단련하자

PC나 스마트폰 등 코앞의 사물만 보면 가까운 범위에 시선이 고정된다. 그 결과 수정체의 두께를 조절해 주는 근육 **'모양체근'이 피로하게 된다.**

그러면 눈의 혈류가 나빠지고 산소 결핍 상태에 빠진다. 결국 근시 혹은 안구건조증 등 눈에 문제가 생기기 시작한다.

이때 추천하는 방법이 **'안압 리셋 스쾃'이다.**

이름 그대로 눈의 스쾃이다. 하체 근육의 '굽혔다 펴기'를 반복하는 스쾃처럼 모양체근도 단련하자.

방법은 간단하다. '가까운 곳'과 '먼 곳'을 번갈아 가며 10초씩 바라본다.

　이것을 몇 세트 반복하기만 하면 된다.

> **안압 리셋 스쾃 방법**

① **가까운 곳 보기**(30센티 정도의 눈앞)

　한 손을 앞으로 뻗고 엄지손가락을 세운다. 그 손톱에

초점을 맞춘다.

(모양체근이 긴장해 수정체가 두꺼워진다)

② **먼 곳 보기**(3미터 이상 멀리)

　창밖의 간판, 멀리 있는 장식품 등에 초점을 맞춘다.

(모양체근이 이완되어 수정체가 얇아진다.)

　'아 좀 피곤한데' 하고 느껴지면 멈춘다.

　너무 열심히 하기보다 하루에 몇 번 정도 하는 것이

가장 좋다.

'무도수 안경'을 이용해 눈을 먼지로부터 보호한다

60대에도 노안 NO!
소중하게 관리하면 눈이 답할 것이다

　각계의 전문가는 좋은 결과를 얻기 위해 보호용 안경을 사용하는 경우가 많다. 예컨대 수영 선수는 '수경', 경마 기수는 매우 가벼운 '기수고글', 공사에 종사하는 사람은 '방진안경'을 쓴다.

　전문가는 아니더라도 여러분 중에는 'UV차단 선글라스', '꽃가루방지안경', '바이크 고글' 등을 사용해본 사람이 있을 것이다. '눈'은 외부에 노출된 기관이기 때문에 자극으로부터 보호하는 것보다 더 좋은 방법은 없다.

　여러분은 눈을 보호하고 있는가? 소중히 대하고 있는가?

자화자찬으로 들릴지 모르지만 저자는 매일 눈을 소중히 관리하고 있다고 자신 있게 말할 수 있다.

왜냐하면 **하루 내내 가능한 한 '무도수 안경'을 쓰고 바람과 실내의 공기를 조절하며 먼지로부터 눈을 보호**하고 있기 때문이다.

(업무 중에는 안경이 벗겨질 정도로 몸을 격렬하게 움직이기 때문에 사용하지 않는다.)

이 '무도수 안경 습관'을 40대부터 고집한 덕분일까, **60대 중반인 지금까지 '거의 노안을 모르고'** 생활하고 있다.

옛날에 비하면 안경은 구하기가 쉬워졌다.

PC나 스마트폰을 보는 시간이 긴 사람의 경우, **블루라이트 차단 가공을 한 제품을 사용해도 좋을 것**이다.

'블루라이트에 너무 장시간 노출되면 수면의 질이 떨어진다'라며 눈과 뇌에 미치는 영향을 지적하는 전문가도 있다. 말을 못하는 눈을 소중히 해야 하지 않을까?

7 컴퓨터 화면은 눈높이까지 올린다

고개 숙인 자세로 작업하면 목에 몇 배의 부담을!

컴퓨터 작업을 할 때는 머리의 각도에 주목하자. **이 상적인 각도는 0도**이다. 다시 말해 고개를 들지도, 숙이지도 않고 수평으로 유지한 상태가 가장 좋다. 왜냐하면 머리가 앞으로 기울어지면서 목뼈인 경추에 부담이 커지기 때문이다.

원래 사람의 머리 무게는 몸무게의 약 10퍼센트 정도를 차지한다. 예컨대 **몸무게가 50킬로그램인 사람의 머리는 약 5킬로그램**이다. 하지만 **머리를 30도만 앞으로 기울여도 경추에 세 배나 되는 18킬로그램의 부하가 실리게 된다**고 한다.

컴퓨터 작업을 할 때, 시선은 대개 화면의 중앙보다 낮은 곳에 있을 것이다.

모니터 중앙을 눈높이까지 올리는 방법을 찾아보자.

사실, 방법은 아주 간단하다. **두꺼운 잡지나 책(전집·사전 등), 시판 '받침대'에 모니터를 올려놓기만** 하면 된다.

기종에 따라 '얇은 잡지 1권', '두툼한 책 2권' 등 필요한 높이가 다르므로 최적의 높이를 찾아보자. 아주 조금만 수고를 기울이면 어깨와 목이 받는 부담을 크게 덜 수 있어 놀라게 될 것이다.

덧붙이자면, **'눈'과 모니터의 거리는 40센티미터 이상, 와이드라면 50센티미터 이상**이 좋다. 와이드 모니터 쪽이 거리가 먼 이유는 '모니터가 옆으로 길기 때문에 눈과 거리를 두지 않으면 시야에 화면 전체가 들어오지 않기 때문'이다.

내가 제안하는 '안압 리셋'은 마사지와 자세를 두 축으로 하고 있다. 모쪼록 평소 생활에서 눈을 배려하는 자세에 주의를 기울이자.

8 햇볕을 알맞게 받는다

근시의 진행 속도를 억제해 주는
태양광선을 발견!

'눈은 가능한 한 햇빛으로부터 보호해야 한다.'

이런 생각으로 선글라스(sunglasses)를 쓰는 사람이 많을 것이다.

그런데 여기서 잠깐!

'햇빛에 풍부한 〈바이올렛 라이트(violet light)〉가 근시 억제에 관계한다.'

2017년, 게이오기주쿠(慶應義塾)대학 의학부의 연구팀이 햇볕을 쬐면 근시가 억제된다는 사실을 밝혀냈다.

13~18세의 아이들을 조사한 결과, 바이올렛 라이트가 근시 진행을 억제하는 'EGR-1(Early growth response protein 1)' 유전자를 활성화시킨다는 사실을 알 수 있었다.

분명 지금까지도 '야외 활동이 근시 진행을 억제하는 데 효과적'이라는 설은 많았다. 그러나 그 이유는 확실하지 않았다.

이 게이오기주쿠대학 의학부의 보고는 근시와 관련된 연구를 크게 진전시켰다는 데 큰 의의가 있다고 하겠다.

한편 '바이올렛 라이트'는 '자외선'과는 다르다는 점에 주의해야 한다.

(바이올렛=보라색을 연상시키지만 이 2개는 파장이 다르다.)

그리고 자외선을 차단하는 UV차단 안경이 **바이올렛 라이트도 차단한다는 사실**이 알려졌다.

실내조명에 사용되는 LED 조명과 형광등에는 바이올렛 라이트가 들어 있지 않기 때문에 **사람들 대부분은 바이올렛 라이트에 충분히 노출되지 못하고 있다.**

최소한 하루에 한 번은 밖으로 나가 적당히 햇볕을 받도록 하자.

줄넘기나 가벼운 운동으로
눈의 혈류를 개선한다

혈류가 나빠지기 쉬운 눈 주변에
신선한 산소를 공급하는 방법

줄넘기를 하면 온몸의 혈류가 촉진되어 안구 내부의 혈류가 개선된다.

이렇게 말하면 '줄넘기부터 사야겠는데' 하고 번거롭게 느끼는 사람도 있을 것이다.

하지만 안심해도 좋다. '줄 없이' 그 자리에서 몇 센티미터 정도만 계속 뛰는 **'에어 줄넘기'나 가벼운 제자리 걸음, 조깅으로도 같은 정도의 효과를 기대할 수 있다.**

요컨대 점프(뛰기)가 중요하다.

실내 바닥 등 딱딱한 장소에서 껑충껑충 뛰기만 해도 충분하다.

'점프'는 전신운동이므로 혈류가 개선되어 몸 전체에 산소가 공급된다. 그 결과 **산소 전달이 쉽지 않은 눈**

주변까지 신선한 산소를 공급할 수 있다. 그래서 점프를 한 후에는 눈의 세포가 활성화되거나 피로가 경감되기도 하는 것이다. '안압 리셋'이 아닌 **'혈류 리셋'**이라 할 수 있다.

점프에는 또 다른 효능이 있다.

위장의 연동운동(조직의 수축)이 촉진되므로 자율신경이 활성화되거나 조절된다. (위장의 기능은 자율신경과 깊은 관계가 있다.)

또한 자율신경은 눈의 초점 기능과 긴밀하게 연결되어 있어 **눈의 피로에서 오는 두통과 어깨 결림까지 개선**할 수 있다.

나아가 점프 습관이 비만 방지로 이어질 것은 말할 필요도 없다. 생활습관병 대책에도 안성맞춤이다.

물론 몸에 문제가 있는 사람이나 지금까지 운동량이 많지 않았던 사람은 횟수에 너무 집착하지 말자. 무리하지 않는 범위에서 즐기면서 계속하도록 하자.

새로운 습관

10 인상이 변할 정도로 웨이트
트레이닝에 매달리지 않는다

열심히 단련하는 사람일수록
얼굴이 험상궂어지고 눈도 나빠진다!?

최근에 텔레비전을 보다가 '남자 연예인의 얼굴이 사납게 변한' 것을 본 적이 있다. 그것도 세 명이나! 이름을 밝히지는 않겠지만, 그들은 '웨이트 트레이닝을 좋아한다'는 공통점이 있다.

그런데 왜 웨이트 트레이닝을 하는데, 얼굴이 변하는지 알고 있는가?

이유는 **트레이닝을 할 때 '이를 악무는 습관'** 때문이다. 역기 들어올리기와 같이 강도 높은 동작을 할 때 사람은 무의식적으로 힘주어 치아를 물기 마련이다. 하지만 이를 악물면 골격 구조상 '턱뼈', '광대뼈', '이마' 등이 앞쪽으로 튀어나온다.

그리고 '광대뼈' 밑이 움푹 들어가 그림자가 생긴다. 이것이 관상학에서 말하는 '흉상(凶相)'이다. 눈이 움푹 들어가면 '험(險)이 나온다', 다시 말해 표정이 험상 궂고 위압감을 주게 된다.

이러한 골격의 변화는 '얼굴'이 '수많은 뼈의 집합체'이기 때문에 생긴다. 뼈가 퍼즐처럼 잘 맞춰져 있는 상태에서 특정 부위에만 힘을 주면 전체적인 균형이 무너지는 것은 당연하다.

'이 악물기'가 심해지면 턱뼈가 비대해지고 당기면서 골격이 더 울퉁불퉁해진다. 얼굴이 커지고 안압에 악영향을 줄 가능성이 높다.

이런 비극을 예방하려면 이를 악무는 습관을 먼저 깨달아야 한다. 그리고 **자주 입을 벌려 턱의 긴장을 풀어준다. 스마트폰이나 컴퓨터로 오랜 시간 작업할 때도 이를 악물 수 있으므로 주의**하자. 만약 뭔가 짚이는 것이 있으면 사무실이든 자택이든 지금 당장 72~77쪽의 '안압 리셋' 기본 마사지로 풀어주자.

제 4 장

'눈에 좋은 자세'를 만드는 새로운 습관⑩

머리뼈의 명암을 나누는 것은
골반에 있는 '밴드'였다!

　　마지막 장에서는 자세 및 동작과 관련된 새로운 습관에 대해 이야기하겠다. 자신의 건강을 위해 식사와 운동은 신경 쓰면서 몸을 사용하는 방법에 관해서는 의외로 둔감한 사람이 많다. 이것은 매우 안타까운 일이다. 왜냐하면 **자세와 동작이 바르면 몸은 변형을 스스로 해소할 수 있기 때문**이다.

　　옛말에 '바람이 불면 통나무 장수가 돈을 번다'는 말이 있다. 무슨 일이 일어났을 때 그것이 돌고 돌아 뜻하지 않은 데에 영향을 미치는 상황을 비유할 때 자주 사용하는 속담이다. 이 말대로 몸의 변형이 제로에 가까워지면 머리뼈도 올바르게 자리를 잡고 나아가 눈의 다양한 기능도 회복된다. 따라서 1, 2장에서 소개한 마사지와 함께 **자세와 동작을 개선하는 것은 '안압 리셋'의 핵심을 이루는 중요한 셀프케어**이다.

그럼 자세와 동작에서 핵심은 대체 무엇일까?

바로 골반에 있는 **'천장관절'**이다. 천장관절은 엉치뼈(천골)와 엉덩이뼈(장골) 사이의 관절로, 상황에 따라 틀어지거나 변위가 생긴다. 그래서 항상 교정해 줄 필요가 있다.

천장관절이 틀어진 상태가 지속되면 골반 전체에 변형이 생기거나 자세가 앞으로 기울게 된다. 나아가서는 많은 신경이 분포하는 등뼈가 휘어 다양한 증상이 나타난다. 혈류도 악화되고 비만과 냉증 등을 유발한다.

그러므로 항상 천장관절을 의식하고 **'골반에서부터 몸의 변형을 교정하자'**라고 생각하는 것이 이상적이다. 이른바 **'천장관절 리셋'**이다.

지금부터 일상생활 속 서기, 걷기, 잠자기, 앉기 등을 통해 그것을 알기 쉽게 설명하겠다. 그 대부분이 '골반'과 관련이 깊다는 사실에 놀랄 것이다. 눈은 물론 모든 건강의 기본이 되는 '천장관절'의 존재에 관해 잘 기억하도록 하자.

1 바르게 서기

엉덩이를 꽉 조이면
누구나 자동으로 골반을 조절할 수 있다

서는 자세는 가장 기본적인 자세 중 하나이므로 너무 어렵게 생각하지 않아도 좋다.

지금은 '바로 서기 자세'를 지도하는 강사가 많다. 그런데 이론적으로 생각하면 할수록 몸과 마음이 따로 놀기 마련이다. 의도와는 달리 부자연스러운 자세를 취하거나 비록 어쩌다 올바른 자세를 잡았더라도 집에 돌아오면 다시 원래대로 되돌아가기 일쑤이다.

그래서 기억해야 할 원칙 하나가 바로 **'엉덩이를 꽉 조이는 것'**이다. 인간의 몸은 **엉덩이를 조이면 골반이 저절로 올바른 위치에 오면서 등줄기가 자연히 펴지게** 되어 있다.

바르게 서는 방법 ───────

① 뒤꿈치를 마주 대고 발끝은 45
도 정도 밖으로 열고 선다.

② 양쪽 팔은 자연스럽게 몸의 옆쪽
에 둔다.
가슴을 펴고 어깨가 앞으로 나가
지 않도록 주의한다.

③ 어깨를 2~3번 으쓱으쓱 올렸다
내렸다 하며 힘을 뺀다.

④ 엉덩이에 힘을 주고 꽉 조인다.

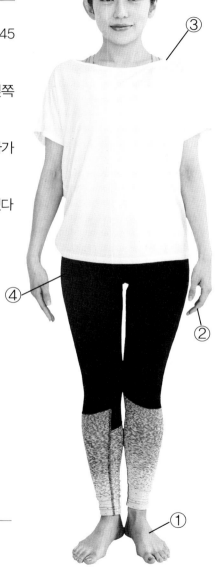

2 바르게 걷기

> 안짱다리, 잰걸음은 장점이 아니다!
> 조금 급한 듯
> '큰 걸음으로 빠르게 걷기'가 이상적

'머리의 변형'을 멀리하려면 **'큰 걸음으로 빨리 걷기'**가 기본이다.

의외로 어려우니 주의하자. 안짱다리인 사람이나 천장관절(110쪽)이 틀어진 사람은 다리가 잘 올라가지 않고 보폭이 작아지기 쉽다. 큰 걸음으로 빨리 걸으면 엉덩관절(고관절)과 무릎관절이 원운동을 하여 다리가 자연스럽게 똑바로 앞으로 나온다. 불필요한 동작이 줄고 하체 관절의 변형이 교정된다.

할 수 있는 사람은 'V자 보행'도 시도해 보자. **발끝을 밖으로 향하게 하고 걸으면, 골반이 조여진다. (안쪽으로 들어간다.)** 그리고 발목에 **'추'**를 다는 것도 좋다.

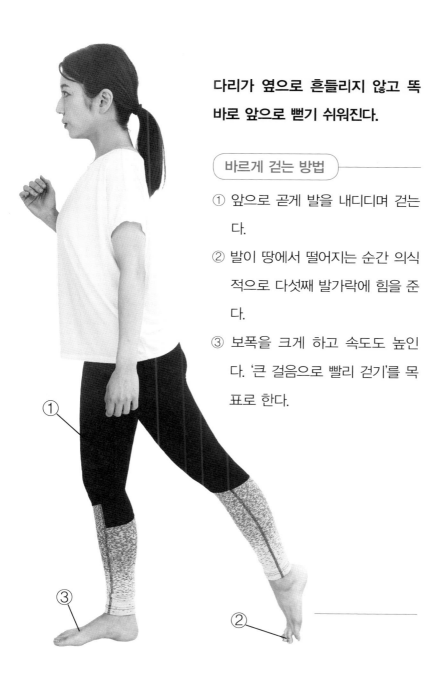

다리가 옆으로 흔들리지 않고 똑바로 앞으로 뻗기 쉬워진다.

(바르게 걷는 방법)

① 앞으로 곧게 발을 내디디며 걷는다.

② 발이 땅에서 떨어지는 순간 의식적으로 다섯째 발가락에 힘을 준다.

③ 보폭을 크게 하고 속도도 높인다. '큰 걸음으로 빨리 걷기'를 목표로 한다.

바르게 자기

반듯이 누워 자는 포유류는 없다!
옆으로 누워 자는 것이 가장 자연스럽다

'반듯이 누워 자기' 이외의 자세가 잠을 자는 올바른 방법이다.

왜냐하면 우리는 골반을 가진 포유류이기 때문이다. 얼굴이 위를 향하게 하고 누우면 매트가 골반을 밀어 올려 골반이 뒤로 기운다. 그러면 엉덩관절이 불안정해지고 샅굴부위(서혜부)가 긴장되어 혈액순환 불량, 냉증, 부종 등의 증상을 초래한다.

가장 좋은 방법은 **'옆으로 누워 자기'**이다. 단, 베개는 조금 높은 편이 좋다. 물론 **'엎드려 자기'**도 괜찮다. 베개와 얼굴 사이에 손을 넣어 공간을 만들면 호흡도 편하게 할 수 있다. 위를 보고 반듯이 누워 자는 동물은 인간뿐임을 깨닫고 몸이 가장 편하게 느끼는 자세로 잠을 자자.

① 몸을 옆으로 하고 눕는다.

② 무릎을 가슴 쪽으로 살짝 당기고 등을 조금만 구부린다.

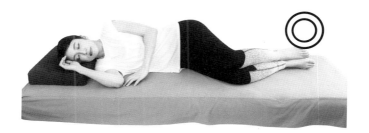

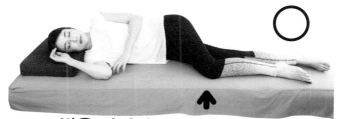

발을 가볍게 엇갈리는 정도는 OK

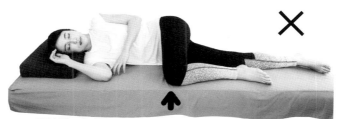

골반이 틀어질 정도로 엇갈리면 NG

4 바르게 앉기

**'안쪽 허벅지를 딱 붙이고' '골반을 꽉'
궁둥뼈(좌골)가 정돈되고,
눈 건강에도 좋은 영향을**

오래 앉아 있으면 골반이 벌어지고 엉덩이 근육이
긴장한다. 이것이 '엉덩이 피로'의 원인이다. 하지만 골
반을 꽉 조인 상태에서는 몇 시간을 앉아 있어도 '엉덩
이 피로'를 느끼지 못한다. 골반을 계속 조이는 방법을
설명하겠다.

**좌우 허벅지가 벌어지지 않도록 꽉 붙이고 조인 상태
로 앉는 것**이다. 근육을 잘 아는 사람은 '모음근(내전
근)에 힘을 주어 조인다'라고 기억하자.

양쪽 허벅지를 꽉 붙이고 앉으면 골반이 예쁘게 서
고 꽉 조여져 등뼈도 펴진다.

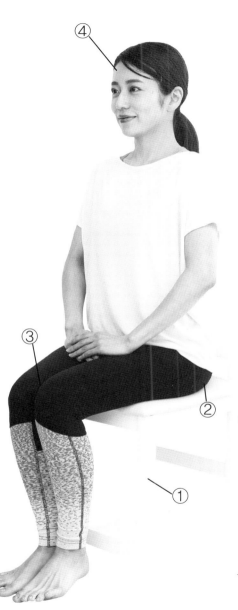

이것을 계속하면 **머리의 변형도 조절되고 눈의 피로를 덜 수 있다.**

바르게 앉는 방법

① 의자의 높이를 확인한다. (발바닥 전체가 닿는 높이가 이상적이다.)

② 의자 깊숙이 걸터앉지 말고 조금 얕게 앉는다.

③ 좌우 허벅지를 꽉 조이고 양 다리가 벌어지지 않게 한다.

④ 똑바로 수평으로 앞을 본다. (시선이 떨어지면 골반도 따라서 틀어진다.)

새로운 습관 5 궁둥뼈 쿠션으로 허리의 위치를 조절한다

**가정용 수건이나 방석으로
천장관절을 리셋한다**

'궁둥뼈가 안으로 들어가 골반이 서고 등뼈가 펴진
상태'이다.

궁둥뼈란, 손가락으로 엉덩이 한가운데를 눌렀을 때
단단하게 만져지는 뼈이다. 이런 올바른 자세를 잡으려
면 의자에 신경을 써 보자.

**수건 1~2장으로 평소 사용하던 의자를 새롭게 만들
수 있다.**

스님들이 참선할 때 작은 방석 모양의 '받침'을 엉덩
이 밑에 넣는 사실을 알고 있는가? 이 받침 위에 앉으
면 **골반이 바로 서고 혈류가 좋아진다.** 이 '받침'을 가정
의 수건으로 대체하는 것이다.

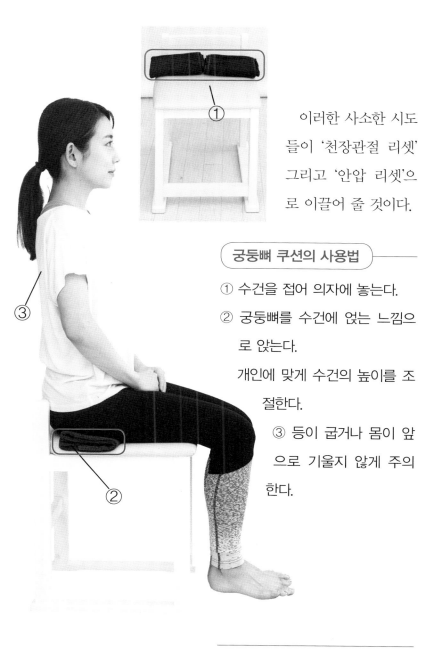

이러한 사소한 시도들이 '천장관절 리셋' 그리고 '안압 리셋'으로 이끌어 줄 것이다.

궁둥뼈 쿠션의 사용법

① 수건을 접어 의자에 놓는다.

② 궁둥뼈를 수건에 얹는 느낌으로 앉는다.

개인에 맞게 수건의 높이를 조절한다.

③ 등이 굽거나 몸이 앞으로 기울지 않게 주의한다.

새로운 습관

스마트폰 환경에
현명하게 대처한다

접촉 횟수를 줄이는 방법은
노력한 만큼 찾을 수 있다!

상체는 앞으로 기울고 머리뼈가 앞으로 말려 안압을 올리는 결정적 원인인 스마트폰이다. 도대체 어떻게 하면, 스마트폰이 미치는 피해를 멀리할 수 있을까?

물론 가장 좋은 해결책은 **게임, 웹사이트 검색, 동영상 시청 등을 그만두는 것**이다. 좁은 화면을 응시한 채 밝은 액정을 일정 시간 계속 들여다보면 눈이 큰 손상을 입는다. 도저히 스마트폰을 끊을 수 없다면 눈에서 화면까지의 거리가 멀어 부담을 덜 주는 태블릿 형태의 큰 단말기가 낫겠다.

중독성이 강한 SNS도 문제다.

여러 사정으로 항상 '좋아요'를 누르거나 메시지를 보

낼 필요가 있는 사람은 **하루 사용 '시간'과 '횟수'에 상한을 정해 보면 어떨까?**

메신저나 라인(LINE) 등 앱을 통한 메시지 교환도 주의하자. 마치 테니스 랠리처럼 답을 주고받으며 대화가 길어지는 사람이 있다. 그래서 나는 가능한 한 **'긴 문장의 문자 한번'**이나 **'눈을 사용하지 않는 통화'**로 볼일을 보려 노력한다. 상대에게 **'조작이 서툴러서, 메일이나 전화로'** 부탁한다고 말하면 대체로 순순히 받아들인다.

마지막으로 과감한 방법 한 가지를 소개하겠다. 진심으로 게임이나 동영상 시청, SNS, 메세지 교환을 그만두고 싶은 경우에는 신형 스마트폰을 피처폰이나 폴더폰으로 바꾸어 보는 것이다. (사실 나는 그렇게 했다.) 가장 유용한 '통화'와 '메일' 기능은 남아 있으므로 가족으로부터 고립되거나 소속된 커뮤니티로부터 완전히 소외될 위험은 없을 것이다.

지금이야말로 머리띠를 다시 생각한다

단 몇천 원으로 집중력과
눈 건강을 살 수 있다!

옛날 사람들은 인내가 필요할 때 **'머리뼈를 조이는'** 목적으로 머리띠를 둘렀다. 의외라고 생각할 수도 있지만 사실 이것은 매우 설득력 있는 방법이다.

머리뼈가 팽창하면 머리의 혈류가 나빠지고 산소도 부족하여 집중력이 떨어진다. 그러므로 옛날 사람들은 '머리'에 끈을 둘러 머리뼈의 위치를 바로 잡았음에 틀림없다.

이 '머리띠를 매는 습관'은 현대에 와서는 학교 운동회 행사에서나 볼 수 있을까?

그 외에는 수험 공부에 열심인 사람 정도를 꼽을 수 있을 것이다.

'대학교 입시를 앞둔 우리 아이가 학원의 권유로 기합을 넣기 위해 머리에 띠를 두른다'라고 어느 학부모가 가르쳐 준 적이 있다. 그것은 머리띠 사용법으로써 정답이다.

더 많은 사람이 '머리뼈 교정법'으로 머리띠의 우수함을 알았으면 한다. 각종 쇼핑몰에서도 몇천 원 수준에서 쉽게 구할 수 있다.

그런데 유사품에는 주의를 하자. 스포츠용 '헤어밴드'나 멋내기용 '헤드밴드'는 조이는 힘이 너무 약해 안압 리셋을 할 수 있을 정도의 힘은 기대할 수 없다. 적당히 지속압을 유지할 수 있는 제품을 잘 선택하자.

8

시중에서 판매하는
두피 마사지 제품을 활용한다

TV를 보며, 집안일을 하며
편안하게 머리뼈를 풀어준다

나의 교정 시술을 받은 한 여성이 다음과 같은 질문을 한 적이 있다.

"홈쇼핑 사이트에 두피 마사지 제품이 자주 올라와요. 목욕 중에도 사용할 수 있는 방수 타입도 있더라고요. 사용해 봐도 될까요?"

물론 나는 추천한다. '안압 리셋' 마사지와는 별개로 틈틈이 마사지 용품을 자주 이용하는 것도 좋다.

나도 인터넷에서 찾아봤는데, 많은 제품이 시중에 판매되고 있어 깜짝 놀랐다.

제품은 우선, **'전동 타입'**과 **'수동 타입'**으로 크게 나뉜다.

전동 타입은 힘을 주기 어려운 부위도 제대로 자극

할 수 있다는 점이 매력적이다.

반면, 수동 타입은 충전이나 건전지를 교환할 필요가 없다는 점이 장점이다.

또한 소재도 금속에서 실리콘까지 아주 다양하다. 각자의 선호하는 두피 마사지 용품을 찾아보는 것도 재미있을 것이다.

상품의 형태에 따라 다르지만 자동으로 작동하는 유형의 경우, '안압 리셋' 마사지와 마찬가지로 특히 **'아래에서 위로', '머리카락이 난 경계에서 정수리 쪽으로' 이동하기를 추천한다.** 중력을 거슬러 머리뼈의 북극성인 정수리를 향해 가는 느낌으로 리프트 업 해보자. 몇 분 정도만 해도 눈이 또렷해지고 시야가 밝아질 것이다.

어쨌든 손이든 기계든 머리를 만지는 횟수와 시간이 증가한다면 나는 대찬성이다.

인생에서 '기분 좋다'라고 느끼는 행복한 순간을 단 1초라도 더 늘려나가자.

9 오다리는 고치는 편이 낫다

비치샌들을 신으면
예쁜 다리를 만들 수 있다

똑바로 섰을 때 양 무릎이 서로 붙지 않고 다리 전체가 바깥쪽으로 휘는 것이 '오(○)다리'이다. 과거에는 여자 아이돌 중에 '오다리'로 사랑받는 경우가 적지 않았다.

그러나 지금은 '건강을 위해 오다리는 교정해야 한다'라는 생각이 일반적이다. 나도 그 의견에는 찬성한다. **다리의 변형은 돌고 돌아 골반을 틀어지게 하고 머리뼈를 비대하게 만들어 결국에는 눈에 나쁜 영향을 미치기 때문**이다.

사실 나는 지금까지 수많은 오다리 모델들을 일자 다리에 가깝게 교정해 왔다. 그렇다고 이 책을 읽는 여러분 모두가 나의 교정원을 지금 당장 방문할 수는 없는 일이다. 따라서 누구나 실천할 수 있는 셀프케어를 소개하겠다. 그것은 **비치샌들처럼 첫째 발가락과 둘째 발가락에 힘을 주고 걸을 수 있는 신발을 신는 것**이다.

예전에 나의 교정원에서 아르바이트를 하던 한 대학생 스태프가 매우 심한 오다리였다. 그런데 해외봉사를 하는 4개월 동안, 매일 비치샌들을 신고는 오다리를 졸업했다. **갑자기 예쁜 다리로 변해 나타난 것이다.** 그 이유는 무엇일까?

원래 '오다리'란 중심이 몸의 바깥쪽에 실려 골반이 벌어진 상태이다. 그로 인해 신발 바깥쪽부터 닳기 마련이다. 그런데 계속해서 비치샌들의 끈을 잡고 걸으면 **몸의 중심이 바깥쪽에서 안쪽으로 이동**한다. 그 결과 허벅지 안쪽에 있는 '내전근'이 단련되고 **골반의 변형도 개선되어 오다리도 해소된다. 하체 전체의 골격이 교정**되는 것이다.

과거로부터 내려오는 우리나라 문화의 가치를 다시금 재조명해 보는 것이 어떨까? 물론 오다리가 아닌 사람도 비치샌들을 신으면 내전근이 단련되고 골반을 조정할 수 있다.

10 가능한 한 위를 보는 습관을 들인다

> **밝은 미래를 상상할 때**
> **자연스럽게 '눈에 좋은 자세'가 된다**

현대인은 몸을 앞으로 기울인 상태에서 아래만 보며 살고 있다. 스마트폰, PC, 책상 작업, 가사, 돌봄, 육아 …. 또한 **몸이 앞으로 기울면 치아 교합에 힘이 들어간다.** 자연히 불필요한 힘이 들어가기 때문에 머리에 변형이 생기고 눈도 쉽게 피로를 느낀다. 그러므로 '턱의 힘을 빼고 위를 보는 습관'을 기르자. 의식하는 순간만이라도 하늘을 올려다보자.

몸이 앞으로 기운 자세에서 아래만 보게 되면 목 근육이 뭉치고 목 주변을 통과하는 신경이 압박을 받게 된다.

목에는 많은 신경이 분포하며 그중에서도 자율신경은 매우 중요하다. 실제로 **'목 근육의 이상으로 자율**

신경이 손상을 입어 부교감신경 기능 이상이 생겼다'
라는 소리를 들은 적이 있다. 그 경우 온몸에 원인을
알 수 없는 이상 증상이 생기는 '부정수소(indefinite
complaint)'를 겪게 된다고 한다.

안압의 가장 큰 적은 '스트레스'이다. 여기에 자율신
경이 관련되어 있음은 거의 확실하다.

위를 보는 자세는 심리적으로도 좋은 영향을 주는
자세이다. '다음 주말에는 어디로 놀러 갈까' 등 앞으로
의 일을 생각할 때 사람은 무의식중에 위를 향하게 된
다. (덧붙이자면, 어제 저녁 식단은 무엇이었지? 하고
생각할 때, 사람은 아래를 보는 경향이 있다.)

올해 좋은 소식이 있었다. 나고야(名古屋) TV타워의
새로운 캐릭터 **'우에미야' 군**이 탄생했다. 그의 설정은
독특하다. '항상 상향 지향적이다. TV타워를 향해 위
만 바라본다.' 우리도 하루에 몇 번은 우에미야처럼 위
를 보고, '눈에 좋은 자세'를 유지하며 미래 지향적이
되어 보는 것은 어떨까?

원격 근무가 눈을 더욱 약화시킨다

2020년, 코로나 사태의 여파로 나의 교정원도 한때 휴업에 들어간 적이 있다. 그리고 다시 문을 열었을 때는 많은 사람이 몸의 통증과 결림 등의 고민을 호소하며 방문했다.

이것은 잘 생각해 보면 신기한 일이다. 몸을 혹사시킨 결과 '늘 피로하다', '이곳저곳에 통증이 있다'라고 한다면 납득할 수 있을 것이다. 그런데 실제로는 그 반대이다. 몸의 운동량이 줄었는데, '컨디션이 좋지 않다', '통증과 결림이 있다', '몸이 개운하지 않다' ….

역설적으로 들리겠지만, 우리의 몸은 '너무 움직이지 않으면' 오히려 컨디션이 무너진다. 그 근본적인 원인은

'변형'일 것이다.

적당히 움직여 주는 편이 몸에 변형이 생기지 않는다.

눈도 마찬가지다. 스마트폰이나 컴퓨터 등 근거리에 있는 물체만 바라보면 모양체가 긴장해 초점을 잘 바꾸지 못하고 안구에 변형을 불러온다. 가까운 곳과 먼 곳을 자주 번갈아 보는 등 **눈을 적당히 움직여 주면 변형을 막을 수 있다.**

나이를 먹어도 넓은 시야를 유지한다는 생각으로

그런데 신형 코로나만 원망하다가는 한발도 앞으로 나아갈 수 없다. 코로나 사태를 '눈 건강을 점검할 좋은 기회'로 삼아 몸과 머리와 눈의 변형을 해소하도록 하자. 그러면 시계가 트이고 시야도 넓어질 것이다.

원래 시야에는 두 가지 종류가 있다. 질병의 진행으로 인한 '병적 시야'와 피로에 의한 '생리적 시야 변동'이다. '병적 시야'는 몰라도 **'생리적 시야 변동'은 안압 리셋으로 개선할 수 있다.**

'안압 리셋 스쾃'(97쪽)와 같은 원근 트레이닝을 적극적으로 해 나가자.

머리와 눈을 관리하면
모든 대증요법에서 졸업할 수 있다

녹내장은 진행성 질환이다. 치료법은 있지만 진행을 늦추기 위한 것일 뿐, 대부분은 계속해서 안과에 다녀야만 한다.

그러므로 아직 녹내장에 걸리지 않았다면, 녹내장을 멀리하기 위해 노력하길 바란다. **머리와 눈의 변형을 해소하면 많은 질병을 예방할 수 있다.**

또한 '안압 리셋' 마사지를 습관화하여 병으로 발전할 원인을 없앤다면 '치료가 시급한 질병'으로부터 졸업할 수 있을 것이다.

안압 리셋 마사지를 시작하는 데 너무 늦었거나, 너무 이른 시기 같은 건 없다. 마음먹은 날, 그 순간부터 시작해 보자.

'롯칸'의 의미

마지막으로 나의 이름 '롯칸(六観)'의 의미에 대해 말하고자 한다.

먼저 '육(6)'은 '완전수'이다. '완전수'란 '6 = 3 + 2 + 1'과 같이 약수(자기 자신은 제외)를 모두 더한 값이 그 수 자신과 같아지는 수를 말한다.

또한 '육'은 예로부터 '특별하고 신비로운 수'로 여겼으며, '완벽함'의 상징이었다.

예컨대 다음과 같은 말로도 잘 알려져 있다.

'육감'(오감을 뛰어넘는 심리적 작용), **'육도(六道)'**(불교에서 모든 생물이 윤회 사이에 살게 되는 여섯 가지 세계), **'육요(六曜)'**, **'육망성(六芒星)'** ….

또한 점술의 하나인 '숫자 점'의 세계에서 '6'은 **'사물을 조화롭게 하는 힘'**을 의미한다. 몸과 머리뼈의 교정을 사명으로 하는 나를 상징하는 숫자인 것이다.

그리고 '칸(觀)'은 관음보살로부터 받았다.

관음보살에 관해서는 **'항상 사람을 지켜보다가 구원의 소리가 들리면 바로 도움을 주었다'**는 말이 전해진다. 그와 같은 삶을 살고자 하는 소망이 '롯칸'이란 이름에 담겨 있다. 여러분의 고민을 함께 할 수 있도록 앞으로도 계속 노력하고자 한다.

좋은 날
시미즈 롯칸

GANATSU RESET
Copyright ©Rokkan Shimizu 2021
Korean translation rights arranged with ASUKA SHINSHA INC
through Japan UNI Agency, Inc., Tokyo and EntersKorea Co.,Ltd., Seoul

안압 리셋 眼壓 RESET
손바닥 마사지로
눈의 이상을 말끔하게 개선

2022년 1월 4일 1판 1쇄 발행

지은이   시미즈 롯칸
옮긴이   이진원

발행인   최봉규
발행처   청홍(지상사)
출판등록   1999년 1월 27일 제2017−000074호

주소   서울 용산구 효창원로64길 6(효창동) 일진빌딩 2층
우편번호   04317
전화번호   02)3453−6111 팩시밀리   02)3452−1440
홈페이지   www.cheonghong.com
이메일   jhj−9020@hanmail.net

한국어판 출판권 ⓒ 청홍(지상사), 2022
ISBN   979−11−91136−09−8 03510

공복 최고의 약
아오키 아츠시 / 이주관 이진원

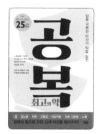

저자는 생활습관병 환자의 치료를 통해 얻은 경험과 지식을 바탕으로 다음과 같은 고민을 하게 되었다. "어떤 식사를 해야 가장 무리 없이, 스트레스를 받지 않으며 질병을 멀리할 수 있을까?" 그 결과, 도달한 답이 '공복'의 힘을 활용하는 방법이었다.

값 14,800원 국판(148*210) 208쪽
ISBN978-89-90116-00-0 2019/11 발행

먹어도 살이 찌지 않고 면역력이 생기는 식사법
이시구로 세이지 / 김소영

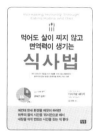

비타민C는 면역력에서 가장 중요한 작용을 한다고 해도 과언이 아니다. 면역의 중심인 림프구는 혈액 속에서 비타민C의 농도가 가장 높아서 활동을 하려면 비타민C가 반드시 필요하다. 비타민C는 림프구의 증식 및 운동에도 크게 관여한다는 사실이 나타나 있다.

값 14,800원 사륙판(128*118) 240쪽
ISBN979-11-91136-05-0 2021/06 발행

60대와 70대 마음과 몸을 가다듬는 법
와다 히데키(和田秀樹) / 김소영

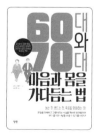

옛날과 달리 70대의 대부분은 아직 인지 기능이 정상이며 걷는 데 문제도 없다. 바꿔 말하면 자립한 생활을 보낼 수 있는 마지막 무대라고도 할 수 있다. 따라서 자신을 똑바로 마주보고 가족과의 관계를 포함하여 80세 이후의 무대를 어떤 식으로 설계할 것인지 생각해야 하는 때다.

값 15,000원 국판(148*210) 251쪽
ISBN979-11-91136-03-6 2021/4 발행

경락경혈 103, 치료혈을 말하다
리즈 / 권승원 김지혜 정재영 한가진

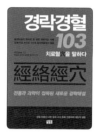

경혈을 제대로 컨트롤하면 일반인들의 건강한 생활을 도모할 수 있음을 정리하였다. 이 책은 2010년에 중국에서 베스트셀러 1위에 올랐을 정도로 호평을 받았다. 저자는 반드시 의사의 힘을 빌릴 것이 아니라 본인 스스로 매일 일상생활에서 응용하여 건강하게 살 수 있다.

값 27,000원 신국판(153*225) 400쪽
ISBN978-89-90116-79-6 2018/1 발행

경락경혈 피로 처방전
후나미즈 타카히로 / 권승원

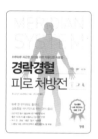

경락에는 몸을 종으로 흐르는 큰 경맥과 경맥에서 갈려져 횡으로 주행하는 낙맥이 있다. 또한 경맥에는 정경이라는 장부와 깊은 관련성을 가지는 중요한 12개의 경락이 있다. 장부란 한의학에서 생각하는 몸의 기능을 각 신체 장기에 적용시킨 것이다.

값 15,400원 국판(148*210) 224쪽
ISBN978-89-90116-94-9 2019/9 발행

경락경혈經絡經穴 14경＋四經
주춘차이 / 정창현 백유상

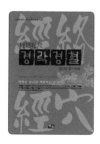

경락은 우리 몸을 거미줄처럼 엮어 기혈의 흐름을 조절해 주고 있는데, 우주 변화의 신비가 그 속에 축약되어 있고 실제적이면서 철학적인 체계를 갖고 있음은 최근 여러 보도를 통해 확인된 바 있으며 실제로 일반인이 일상생활 속에서 쉽게 행할 수 있는 질병치료의 수단이 되어 왔다.

값 22,000원 사륙배판변형(240*170) 332쪽
ISBN978-89-90116-26-0 2005/10 발행

한의학 입문
주춘차이 / 정창현 백유상 장우창

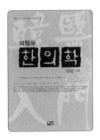

한의학만큼 오랜 역사 속에서 자신의 전통을 유지하면서 지금까지 현실에 실용적으로 쓰이고 있는 학문 분야는 많지 않다. 지난 수천 년의 시간 속에서도 원형의 모습을 고스란히 간직하면서 동시에 치열한 임상 치료의 과정 중에서 새로운 기술을 창발 또는 외부로부터 받아들였다.

값 22,000원 사륙배판변형(240*170) 352쪽
ISBN978-89-90116-26-0 2007/2 발행

한의학 교실
네모토 유키오 / 장은정 이주관

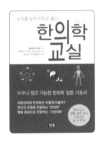

한의학의 기본 개념에는 기와 음양론 오행설이 있다. 기라는 말은 기운 기력 끈기 등과 같이 인간의 마음 상태나 건강 상태를 나타내는 여러 가지 말에 사용되고 있다. 행동에도 기가 관련되어 있다. 무언가를 하려면 일단 하고 싶은 기분이 들어야한다.

값 16,500원 신국판(153*224) 256쪽
ISBN978-89-90116-95-6 2019/9 발행

영양제 처방을 말하다
미야자와 겐지 / 김민정

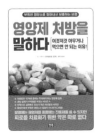

인간은 종속영양생물이며, 영양이 없이는 살아갈 수 없다. 그렇기 때문에 영양소가 과부족인 원인을 밝혀내다 보면 어느 곳의 대사회로가 멈춰 있는지 찾아낼 수 있다. 영양소에 대한 정보를 충분히 활용하여 멈춰 있는 회로를 다각도에서 접근하여 개선하는 것에 있다.

값 14,000원 국판(148*210) 208쪽
ISBN978-89-90116-05-5 2020/2 발행

치매 걸린 뇌도 좋아지는 두뇌 체조

가와시마 류타 / 오시연

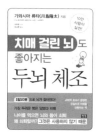

이 책을 집어 든 여러분도 '어쩔 수 없는 일'이라고 받아들이는 한편으로 해가 갈수록 심해지는 이 현상을 그냥 둬도 될지 불안해할 것이다. 요즘 가장 두려운 병은 암보다 치매라고 한다. 치매, 또는 인지증(認知症)이라고 불리는 이 병은 뇌세포가 죽거나 활동이 둔화하여 발생한다.

값 12,800원 신국판변형(153*210) 120쪽
ISBN978-89-90116-84-0 2018/11 발행

치매 걸린 뇌도 좋아지는 두뇌 체조 드릴drill

가와시마 류타 / 이주관 오시연

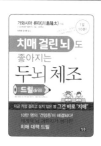

너무 어려운 문제에도 활발하게 반응하지 않는다. 단순한 숫자나 기호를 이용하여 적당히 어려운 계산과 암기 문제를 최대한 빨리 푸는 것이 뇌를 가장 활성화한다. 나이를 먹는다는 것은 '나'라는 역사를 쌓아가는 행위이며 본래 인간으로서의 발달과 성장을 촉진하는 것이다.

값 12,800원 신국판변형(153*210) 128쪽
ISBN978-89-90116-97-0 2019/10 발행

의사에게 의지하지 않아도 암은 사라진다

우쓰미 사토루 / 이주관 박유미

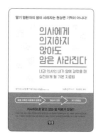

암을 극복한 수많은 환자를 진찰해 본 결과 내가 음식보다 중요시하게 된 것은 자신의 정신이며, 자립성 혹은 자신의 중심축이다. 그리고 왜 암에 걸렸는가 하는 관계성을 이해하는 것이다. 자신의 마음속에 숨어 있는 것이 무엇인지, 그것을 먼저 이해할 필요가 있다.

값 15,300원 국판(148*210) 256쪽
ISBN978-89-90116-88-8 2019/2 발행

무릎 통증은 뜸을 뜨면 사라진다!

가스야 다이치 / 이주관 이진원

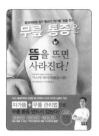

뜸을 뜨면 그 열기가 아픈 무릎을 따뜻하게 하고, 점점 통증을 가라앉게 해 준다. 무릎 주변의 혈자리에 뜸을 뜬 사람들은 대부분 이와 비슷한 느낌을 털어놓는다. 밤에 뜸을 뜨면 잠들 때까지 온기가 지속되어 숙면할 수 있을 뿐 아니라, 다음날 아침에도 몸이 가볍게 느껴진다.

값 13,300원 신국변형판(153*210) 128쪽
ISBN978-89-90116-04-8 2020/4 발행

침구진수鍼灸眞髓

시로타 분시 / 이주관

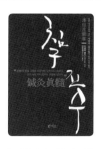

이 책은 선생이 환자 혹은 제자들과 나눈 대화와 그들에게 한 설명까지 모두 실어 침구치료술은 물론 말 한 마디 한 마디에 담겨 있는 사와다 침구법의 치병원리까지 상세히 알 수 있다. 마치 사와다 선생 곁에서 그 침구치료법을 직접 보고 듣는 듯한 생생한 느낌을 받을 수 있을 것이다.

값 23,000원 크라운판(170*240) 240쪽
ISBN978-89-6502-151-3 2012/9 발행

뜸의 권유 :1회의 뜸으로 몸이 좋아진다

뜸을 보급하는 모임 / 이주관(한의사) 오승민

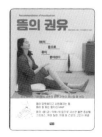

자연환경과 체질에 안성맞춤인 것이 바로 작은 자극으로도 몸을 은근하게 데우는 뜸이다. 한군데에 열기를 가하여 효율적으로 온몸에 열을 순환시켜 몸안에서부터 증상을 개선한다. 뜸이 오래도록 사랑을 받아온 이유는 그만큼 효과가 확실하기 때문이다.

값 14,900원 신국판(153*225) 134쪽
ISBN979-11-91136-04-3 2021/5 발행

하이브리드의학

오카베 테츠로(岡部哲郎) / 권승원

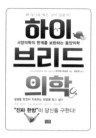

이 책은 "서양의학의 한계"를 테마로 서양의학이 가지고 있는 약점과 문제점, 동양의학이 아니면 할 수 없는 점을 중심으로 질병을 완치할 수 있는 방법이라면, 무엇이든 찾아 받아 들여야만 한다고 생각한다. 의학을 동서로 나누어 보는 시대는 끝났다. 말 그대로. 콤비네이션. 하이브리드.

값 14,000원 사륙판(128*118) 194쪽
ISBN979-11-91136-02-9 2021/1 발행

혈관을 단련시키면 건강해진다

이케타니 토시로 / 권승원

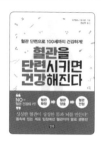

이 책은 단순히 '어떤 운동, 어떤 음식이 혈관 건강에 좋다'를 이야기하지 않는다. 동양의학의 고유 개념인 '미병'에서 출발하여 다른 뭔가 이상한 신체의 불편감이 있다면 혈관이 쇠약해지고 있는 사인임을 인지하길 바란다고 적고 있다. 또한 관리법이 총망라되어 있다.

값 13,700원 사륙판(128*188) 228쪽
ISBN978-89-90116-82-6 2018/6 발행

우울증 먹으면서 탈출

오쿠다이라 도모유키 / 이주관 박현아

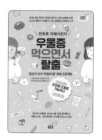

매년 약 1만 명 정도가 심신의 문제가 원인이 되어 자살하고 있다. 정신의학에 영양학적 시점을 도입하는 것이 저자의 라이프워크이다. 음식이나 영양에 관한 국가의 정책이나 지침을 이상적인 방향으로 바꾸고 싶다. 저자 혼자만의 힘으로 이룰 수 없다.

값 14,800원 국판(148*210) 216쪽
ISBN978-89-90116-09-3 2019/7 발행